孩子不咳嗽的秘密

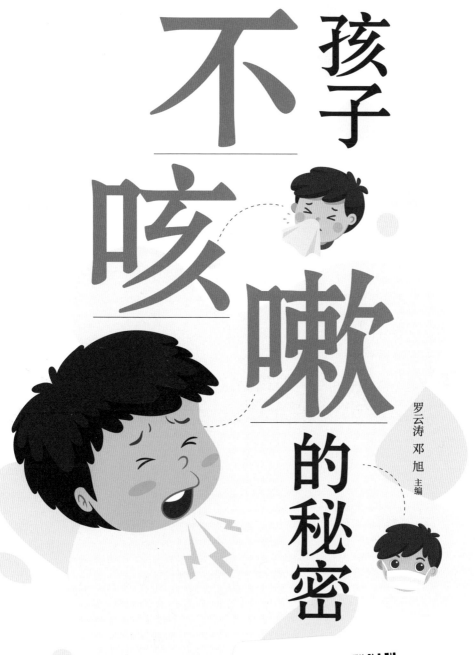

罗云涛 邓旭 主编

吉林科学技术出版社

图书在版编目（CIP）数据

孩子不咳嗽的秘密 / 罗云涛，邓旭主编. -- 长春：吉林科学技术出版社，2024. 6. -- ISBN 978-7-5744-1500-3

Ⅰ. R725.6
中国国家版本馆CIP数据核字第2024F4Q439号

孩子不咳嗽的秘密
HAIZI BU KESOU DE MIMI

主　　编　罗云涛　邓　旭
出 版 人　宛　霞
责任编辑　井兴盼
策划编辑　深圳市弘艺文化运营有限公司
封面设计　深圳市弘艺文化运营有限公司
制　　版　深圳市弘艺文化运营有限公司
幅面尺寸　170 mm×240 mm
开　　本　16
印　　张　11.75
字　　数　170 千字
页　　数　188 页
印　　数　1—5000 册
版　　次　2024 年 6 月第 1 版
印　　次　2024 年 6 月第 1 次印刷

出　　版　吉林科学技术出版社
发　　行　吉林科学技术出版社
地　　址　长春净月高新区福祉大路 5788 号出版大厦 A 座
邮　　编　130118
发行部传真 / 电话 0431-81629529　81629530　81629231
　　　　　　　　　　　81629532　81629533　81629534
储运部电话　0431-86059116
编辑部电话　0431-81629380
印　　刷　吉林省创美堂印刷有限公司

书　　号　ISBN 978-7-5744-1500-3
定　　价　49.80 元

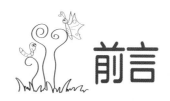

前言

咳嗽是每个孩子在成长过程中都会遇到的，也是经常让家长心急火燎又手足无措的。有时候感冒好了，咳嗽却一直不好，家长每天听着孩子不停地咳，心疼却又无能为力，心里实在是不好受。

具体来说，孩子咳嗽的表现不一，有轻有重，有的干咳，有的湿咳，有的是肺热咳嗽，有的是风寒咳嗽。所以，找到引起孩子咳嗽的病因，进行正确的、针对性的处理，才是真正对孩子健康有益的方式。

首先，我们先来具体地了解咳嗽。咳嗽一定是生病了吗？咳嗽一定是坏事吗？什么时候孩子咳嗽不需要过分关注，什么时候需要马上就医？孩子为什么经常咳嗽？孩子咳嗽了要怎么办？要如何帮孩子养成不易咳嗽的体质？这些内容都将在第一章为您解答。

孩子咳嗽了，这对父母来说往往是持久战。确实，对孩子的养护也是需要从生活的方方面面多加注意，尤其是饮食方面，要把握什么原则，吃什么，怎么吃，我们在第二章为您介绍。

按摩是我们中医重要的治疗方式。第三章介绍适合孩子的按摩方法，您只需要在家中就可以按照书中所述的方法找到相关穴位，帮孩子按摩，轻轻松松就能打败咳嗽。

最后一章，我们选了一些家长最为关心、最常提出的问题，并且作出解答，希望能解开您心中的疑惑，让您在育儿路上越走越顺。

本书从咳嗽的原因、咳嗽的食疗、咳嗽的理疗等几个方面，教家长带孩子走出咳嗽的困境。

最后，希望所有的孩子都能健康成长！

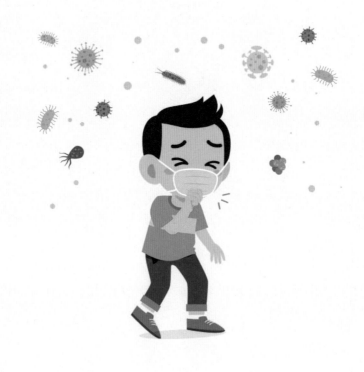

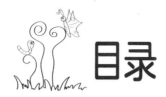

目录

第一章 咳嗽原来是这样

第二章 吃得对，远离咳嗽

第三章　防治咳嗽用理疗

第四章 宝宝常见咳嗽问题答疑

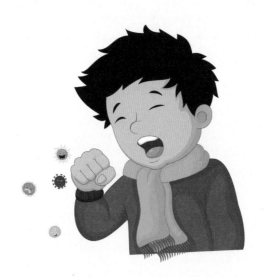

第一章

咳嗽原来是这样

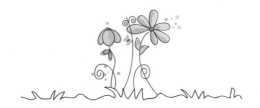

　　咳嗽是孩子最常出现的不适症状之一。太热了，着凉了，感冒了，咽喉、呼吸道，甚至肺部发炎了，都会引发咳嗽。咳嗽有轻有重、有急有缓，咳嗽的类型不同，引发咳嗽的原因不同，需要不同的护理方式。

正确认识咳嗽

关于咳嗽，你了解多少？咳嗽到底是一种病还是一种症状？咳嗽对孩子的健康竟然有好处？什么样的咳嗽不用着急，什么样的咳嗽要赶紧就医？

1. 咳嗽不是病，只是一种症状

咳嗽并不是病，只是一种比较常见的呼吸道症状。咳嗽往往是孩子患上某些疾病的表现，在一年四季都可能会发生，冬季和春季最多。

孩子咳嗽了，多数是由呼吸道的炎症所导致的，而引起呼吸道炎症的原因包括病毒和细菌感染、过敏等。呼吸道炎症主要发生在鼻、咽、喉、气管、支气管、肺部等部位，所以我们在判断孩子咳嗽的原因时，应该包括原因和部位，如细菌性支气管炎、过敏性鼻炎、病毒性肺炎等。

从表现方面来看，咳嗽可以分为干咳和湿咳。干咳是指没有痰的咳嗽，多数为刺激性咳嗽，发生在咳嗽初期。比如，突然闻到一股特别强烈的刺激性气味或吸入了异物，这都是对上呼吸道的一种刺激，会引发突然性的、剧烈的咳嗽。湿咳指的是带痰的咳嗽。有很多时候，咳嗽也会由一开始的干咳转化为湿咳。

2. 咳嗽也有好处

孩子咳嗽了，很多父母的第一反应就是马上止咳、吃止咳药。但是很多时候吃了止咳药以后，孩子的咳嗽症状却并没有得到缓解。我们前面讲过，

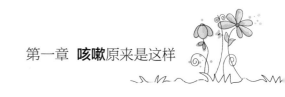

咳嗽不是病，只是一种症状，是孩子身体所产生的一种正常的生理防御反射。咳嗽了要想办法解决导致咳嗽的问题，不能盲目止咳。

而且咳嗽并不一定是坏事。当呼吸道受到病毒、细菌、其他异物等刺激后，人体为了排除这些刺激，就会咳嗽。呼吸系统的表面有黏膜，黏膜上有分泌腺和绒毛，当呼吸道的黏膜受到刺激后，分泌腺就会加快产生分泌物，绒毛也会加速摆动，把分泌物排出去。这个过程会导致呼吸加速，气流快速往外排，就出现了咳嗽。咳嗽的目的就是排出进入呼吸道的异物或呼吸道产生的分泌物，保证呼吸道的清洁。当刺激因素被排出呼吸道以后，咳嗽自然会得到缓解。

所以，父母千万不要认为孩子咳嗽立刻止咳就能解决根本问题。当孩子咳嗽时，父母首先应注意孩子咳嗽的类型和状态，仔细观察，查找原因，根据孩子咳嗽的实际情况采取合适的处理措施。

3. 这样的咳嗽不用担心

咳嗽也有轻重缓急之分。如果孩子咳嗽时，看起来不难受，而且状态还挺好，父母就不需要过于担心，这些情况通过在家照护就可以得到缓解。具体来说，以下几种情况的咳嗽不需要过于担心：

● 暂时性的、轻微的咳嗽，很快就好了。

● 孩子虽然咳嗽、发热、流涕，但精神很好，吃饭、睡觉都正常。

● 孩子咳嗽、痰多、轻微喘，但不发热，精神好，食欲和睡眠几乎没有受到影响。

● 紧张或运动后的轻微咳嗽。

● 外出突然吸入冷空气。

● 在路上遇到灰尘、烟雾等引发的咳嗽。

4. 这样的咳嗽赶紧就医

如果孩子咳嗽持续时间比较长，除了咳嗽之外还有其他问题，就要尽快带孩子就医，以免引发更为严重的情况：

- 咳嗽持续一周以上。
- 频繁咳嗽，孩子食欲受到影响。
- 夜间咳嗽，难以入睡。
- 声音嘶哑，脾气变得暴躁。
- 持续发热，特别是小于3个月的宝宝。
- 小于3个月的宝宝持续咳嗽了几个小时。

如果孩子出现以下情况，要马上带孩子看急诊：

- 喉咙好像被什么东西堵住了一样，不停剧烈咳嗽。
- 呼吸比平时急促很多，甚至出现呼吸困难的状态。
- 嘴唇、脸色或舌头的颜色变成暗紫色。
- 由于剧烈咳嗽而呕吐。
- 咳嗽后喘得厉害。
- 咳嗽出血。

5. 久咳不愈问题多多

咳嗽虽然不一定是坏事，但也不能任其发展而不加关注。孩子处于生长发育阶段，各项生理机能还没有发育完全。当咳嗽频繁发作、迁延不愈时，父母需要对孩子的咳嗽引起足够的重视，千万不能忽视。如果久咳不愈而任其发展，可能会产生很多严重的后果。

（1）导致慢性咳嗽与哮喘

如果父母对于孩子的咳嗽不加以区分，认为过一段时间自然就会好了，结果孩子往往数周不愈。如果孩子咳嗽超过一个月，会由急性咳嗽转为慢性咳嗽，导致咳嗽顽固难愈；如果咳嗽超过两个月，就需要考虑咳嗽变异性哮喘的可能。

（2）引起肺炎及其他并发症

如果孩子的咳嗽是因为病毒和细菌的侵袭而引起的，那么如果不及时干预，等病毒和细菌侵袭到肺部，就很容易导致支气管炎或肺炎的发生。肺炎已经成为影响儿童健康成长的重要因素之一。

（3）影响孩子的生长发育

久咳不愈会影响孩子的情绪、进食、睡眠，以及生长发育。中医讲"初咳在肺，久咳在脾，喘在肾"，孩子长期咳嗽，肺脏受损，必然会累及脾肾，导致脾肾气血损伤，影响孩子的生长发育。很多久咳久喘的孩子往往形体消瘦、身高偏矮、免疫力低下，还容易反复感冒、生病等。

（4）引起其他严重后果

如果对孩子长时间咳嗽不加以关注，严重的时候还可能引起暂时性大脑缺血、头痛、晕厥、尿失禁等。如果孩子出现频繁、剧烈的咳嗽，还会导致肺部感染扩散和出血灶活动，甚至导致呼吸道出血，威胁孩子的生命健康。

为什么孩子总是容易咳嗽

容易咳嗽的孩子总是有一些原因，找到这些原因并且有针对性地进行规避，就能改善孩子容易咳嗽的体质。

1. 脾肺不足

中医讲"初咳在肺，久咳在脾"，也就是说，孩子在咳嗽初期的时候，多数起于肺部，如果是久咳不愈，则多与脾胃功能不足有关。

（1）肺"不足"，孩子易咳嗽

中医认为，肺除了呼吸之外，还有宣发和肃降的功能，而孩子咳嗽就与肺的宣发功能不足有关。如果把肺比作一个灌溉的机器，那么通过喷水来滋润草坪的过程就叫宣发。肺的宣发功能可以将水液散布到全身的各个部位去，让四肢都得到有效的滋润。

当人体受外邪侵袭的时候，外邪往往是由口、鼻进入人体，经过呼吸道，进入肺部，这是一个从外到里、从上至下的过程。在外邪进入人体的过程中，身体会产生排斥反应，而咳嗽正是排斥反应的一种。如果肺的宣发功能不足，不能有效地滋润人体，就很容易导致呼吸不畅、胸闷喘咳、津液内停，孩子的咳嗽也就难以好转。

（2）脾"不足"，孩子久咳难愈

对孩子来说，很多与肺有关的问题实际上都与脾胃功能的失调有关。中医认为，脾胃属土，肺属金，脾生肺，脾和肺属于"母"和"子"的关系。如果"母亲"出了问题，"孩子"就会不足，反之也是同样的道理。

孩子脏腑娇嫩，脾胃的吸收、消化功能还有待进一步完善，脾胃非常容易受到损伤。肺气的盛衰在很大程度上取决于脾气的强弱，脾胃功能不好的孩子，肺功能一般也不好。所以，脾胃不佳的孩子总爱感冒、发热、咳嗽，甚至易得肺炎。

所以治疗孩子咳嗽，重在调理脾和肺。只要守护好孩子的脾和肺，孩子就很少咳嗽，就算咳嗽也能很快自然好转。

2. 免疫力低下

从出生开始，孩子的免疫力就在慢慢提升。不过，由于先天体质、养育环境等综合因素的影响，孩子的免疫力也有强弱之分。中医认为，正气不足、抵抗力弱的孩子容易反复感冒和咳嗽。而这个正气，也就是我们说的免疫力。

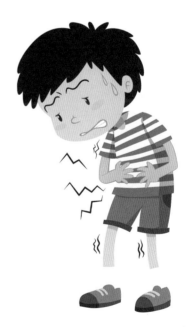

《黄帝内经》中说"正气存内，邪不可干"，意思是说，人体脏腑的功能正常，正气旺盛，外邪就难以入侵，人就不常生病。而孩子经常咳嗽的主要原因就是"正气不足，抗邪无力"。当"外邪"侵入人体，对于免疫力低下、体质相对较弱的孩子来说，"外邪"就容易长驱直入。由于正气不足，孩子的康复能力也差，一旦发生咳嗽，脏腑功能失调，就容易迁延难愈。

3. 饮食不当

有时候孩子感冒刚刚好，父母担心孩子生病流失了一部分营养，就马上给孩子吃一些高营养的食物，希望把孩子生病期间的身体损失补回来。

实际上，这样做只会适得其反。孩子本来就是感冒初愈，呼吸道黏膜还没有彻底恢复到正常的状态，这时需要清淡饮食。如果给孩子吃很多高营养食物或刺激性食物，非常容易诱发咳嗽。

另外，孩子的五脏六腑非常娇弱，容易受到外界的影响。如果孩子不能完全消化吸收吃进去的食物，就容易导致脾胃受到伤害。前面我们讲过，脾和肺属于"母"和"子"的关系，脾胃不适会影响到肺的功能。很多孩子老是哮喘、过敏、感冒、咳嗽，很重要的一个原因就是乱吃东西。

具体来说，孩子饮食不当主要包括以下几个方面：

① 吃太多

吃得太多了，就会超过脾胃的运化能力，影响脾胃功能。脾胃失调更容易生成痰油，导致孩子咳嗽痰多，反复难愈。

② 吃太冷

冰激凌、冷饮是很多孩子都喜欢吃的食物，尤其是炎热的夏天，冰冰凉凉的食物和饮品最受孩子的欢迎。但是，吃冷的食物要有节制，如果不加以节制，吃太多寒凉之物，就容易损伤肺脏，而咳嗽多起于肺。

③ 吃太油

油腻、油炸的食物一般来说也是很受孩子们欢迎的。但如果吃多了油腻、油炸的食物，则容易产生内热，从而引发或加重咳嗽，且痰多黏稠，不易咳出。

④ 吃太甜

甜食最受孩子的欢迎，生病了食欲不佳的孩子，更喜欢甜甜的食物。但是太甜的食物容易滋生痰液，引发咳嗽或使咳嗽加重。另外，甜食多为高热量、高糖、高脂肪食物，不易消化，还会影响孩子的食欲，一定不能多吃。

⑤ 吃太咸

日常生活中，喜欢重口味食物的父母一定不能根据自己的口味来给孩子的食物加盐。孩子吃得太咸，容易引发呼吸道感染。而对于那些处于咳嗽期间的孩子来说，吃太咸会加重咳嗽。

小贴士

儿科专家指出，在治疗咳嗽的过程中，如果父母能注意饮食方面的调理，会取得事半功倍的效果。如果孩子有不良的饮食习惯，父母应慢慢纠正过来。饮食得当，孩子的肠胃消化功能正常，就能少生病。

4. 过敏因素

过敏性咳嗽是儿童常见的呼吸系统疾病之一。很多孩子总是无缘无故地咳嗽，就需要考虑是不是过敏了。

过敏性咳嗽往往都是干咳，并没有痰液被咳出来。过敏性咳嗽的过敏原以吸入性为主，包括粉尘、花粉、尘螨等，所以遇到这些过敏原之后就会引发咳嗽。有的孩子只有晚上睡觉的时候咳嗽，说明过敏原在卧室里；有的孩子只有在幼儿园咳嗽，说明过敏原在幼儿园；有的孩子只有玩毛绒玩具的时候咳嗽，说明是毛绒玩具里面的螨虫或者灰尘引发的；如果孩子吃了某种食物后出现打喷嚏、咳嗽等症状，应考虑食物过敏。季节性很强的咳嗽也应考虑过敏因素，如孩子在春暖花开的季节或季节交替的时候总是爱咳嗽。

孩子不**咳嗽**的秘密

　　过敏性咳嗽多数发生在2~6岁的孩子身上，典型的临床表现就是反复咳嗽。因为咳嗽不严重，很多父母会觉得不用管，时间长了就好了，但是实际上，孩子的过敏性咳嗽会反复发作，迁延数周，甚至数月难愈。

　　过敏在呼吸道的表现，有时候容易与上呼吸道感染相混淆。过敏引起的呼吸道症状，一般出现得非常快。当遇到过敏原时，数分钟至2小时内就会出现流涕、喷嚏、咳嗽等症状，严重者还会出现喘憋。过敏性咳嗽通常表现为阵发性咳嗽，白天不发作，晚上和晨起阵发性咳嗽，有的孩子咳嗽时还会伴随恶心、呕吐等症状。

　　如果怀疑孩子是过敏性咳嗽，父母要仔细排查过敏因素，对比孩子咳嗽发作前的环境或进食的食物与平时不同，考虑如何解除过敏，这样才可以有效控制咳嗽的发生与发展。如果无法辨别，要及时就医，在医生的帮助下进行诊断鉴别并正确治疗。

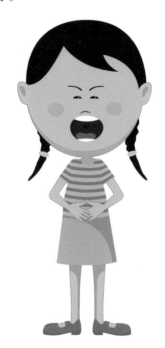

孩子咳嗽了要怎么办

很多父母一发现孩子咳嗽，就认为是感冒或气管炎。虽然感冒和气管炎是引起咳嗽的常见原因，但并不是唯一原因。治疗孩子的咳嗽一定要对症，谨慎用药。只要在生活中多加注意，相信经过医生的诊断和父母的精心调养，孩子咳嗽多数都能痊愈。

1. 根据咳嗽的特点判断病因

不同原因导致的咳嗽，在咳嗽时间、咳嗽地点，以及其他咳嗽特点上也多有不同。我们可以根据这些不同的特点来判断咳嗽的病因，对症治疗。

（1）咳嗽时间

从咳嗽的时间点来说，有的是早上咳嗽，有的是晚上睡觉的时候咳嗽，有的则是白天出门的时候咳嗽。有的咳嗽时间长，有的咳嗽时间短，我们可以根据咳嗽的时间来判断咳嗽的原因。

如果孩子一到晚上就咳嗽不止，可能有以下三种情况：

一是上床半小时内就开始咳嗽，坐起来之后会有所缓解。这种咳嗽多数是由于鼻涕倒流刺激到咽喉部位所引起的，可能是由上呼吸道感染所致，如过敏性或非过敏性鼻炎，急性、慢性鼻窦炎等。

二是凌晨四五点时的咳嗽。如果是长期如此，可能与过敏性哮喘有关，需及时就医，并找出过敏原；如果是短期如此，可能与支气管炎有关。

三是睡到一半突然胸闷、喘不上气、咳嗽不止、有带血丝的痰液等，很可能与心脏有关，最好尽快就医。

如果孩子全天都咳嗽，很可能是呼吸道感染造成的，比如感冒引发的咳嗽。

如果孩子在特定的季节，尤其是春天特别容易咳嗽，可以考虑是不是花粉过敏。

（2）咳嗽地点

有时候注意观察一下孩子咳嗽的特定地点，也有助于找出咳嗽的原因。如果孩子进入公园或者树木比较多的地方就会咳嗽，可以考虑花粉过敏；如果孩子进入卧室就咳嗽，可能卧室里有灰尘或者尘螨导致过敏咳嗽；如果孩子在密闭的空间内咳嗽，可以观察一下该密闭空间有没有刺激性气味或者烟味。

（3）有无痰液

有的咳嗽有痰液，有的咳嗽没有痰液。观察孩子咳嗽的时候有没有痰液，也有助于找出咳嗽的原因。

一般来说，如果是有痰液的咳嗽，大多是呼吸道炎症所致；如果是干咳而没有痰液，可能是呼吸道炎症的早期症状，或者是受到冷空气、刺激性气体或者异物的刺激导致。

（4）有无其他症状

很多时候，咳嗽都是伴随着其他症状一起出现的。通过观察其他症状的情况，有助于判断咳嗽的原因。

如果是刺激性咳嗽伴随流涕、发热、精神差、嗜睡、食欲不振等症状，出汗退热后症状消失，可能是上呼吸道感染导致。

如果咳嗽伴随声音嘶哑、有脓痰、咽喉疼痛，可以考虑咽喉炎。

如果突然出现剧烈的咳嗽，同时伴随呼吸困难、脸色不好等症状，可能是异物吸入。

如果是咳嗽伴随身上起疹子，可能是过敏所致。

2. 不同的咳嗽有不同的对策

不同的咳嗽是由不同的原因所引起的。根据咳嗽的具体情况和其他症状，判断出导致咳嗽的原因，然后再对症治疗和调养，才是有效的治疗方式。

咳嗽类型	症状表现	医生建议
上呼吸道感染引发的咳嗽	·刺激性咳嗽，咽喉痒，无痰 ·不分白天黑夜，随时咳嗽 ·流涕，有时发热 ·精神差，嗜睡，食欲不振，出汗退热后症状消失，咳嗽仍会持续几天	·一般来说不需要特殊的治疗，让孩子多休息、多喝水、清淡饮食，多通风，保持房间空气湿润 ·如果咳嗽和其他症状持续一周未好转，应及时带孩子就医
支气管炎引发的咳嗽	·早期为轻度干咳，逐渐转为湿咳，可以咳出较多痰液 ·可能伴随发热、呼吸急促、喘憋等不适症状 ·夜间咳嗽比较多	·饮食清淡，多喝水有助于排出痰液 ·保持房间空气湿润 ·不要随便给孩子用止咳药，以免抑制痰液排出 ·症状严重时及时就医

续表

咽喉炎引发的咳嗽	·声音嘶哑，有脓痰，但是痰液多数被咽下，咳出来的比较少 ·咽喉疼痛，不会表达的孩子常表现为烦躁、拒奶等	·带孩子及时就医，请医生明确诊断后对症治疗
过敏性咳嗽	·持续或反复发作性的剧烈咳嗽，多呈阵发性发作 ·痰液稀薄 ·夜间咳嗽比白天严重 ·在花粉季节多见	·有家族哮喘史或其他过敏病史的孩子，咳嗽时应格外注意，及早就医，明确诊断并治疗，以免发展为哮喘
异物吸入引发的咳嗽	·突然出现的剧烈呛咳，同时出现呼吸困难、脸色不好等症状 ·此前并没有任何不适	·父母应鼓励孩子使劲咳嗽，千万别用手在孩子嘴里乱抠 ·如果孩子没有咳出东西，但依然不适，应及时就医

3. 中医咳嗽分类

中医认为，儿童为稚阴稚阳之体，易受外邪侵袭，引起咳嗽。根据咳嗽的病因，中医将小儿咳嗽分为以下几种类别。

咳嗽类型	症状表现	症候分析	对症治疗
风寒咳嗽	·咳嗽频作，咽痒，痰白清稀 ·伴有鼻塞流涕，恶寒无汗，发热头疼，全身酸痛，舌苔薄白，脉浮紧或指纹浮红	·风寒束肺，肺气失宣，导致咳嗽频繁发作，咽痒，痰白清稀；风寒外束，腠理闭塞，则导致恶寒无汗，发热头痛	·宜疏风散寒、宣肺止咳

续表

咳嗽类型	症状表现	症候分析	对症治疗
风热咳嗽	·咳嗽不爽，痰黄黏稠，不易咳出，口渴咽痛，流浊涕 ·伴有发热恶风，头痛，出微汗，舌质红，舌苔薄黄，脉浮数或指纹浮紫	·风热犯肺，肺失清肃，所以咳嗽不爽，流浊涕；热邪客肺，腠理开泄，所以有发热恶风、头痛等症状；热邪伤津，因此痰黄黏稠，不易咳出	·宜疏风散热、宣肺止咳
痰热咳嗽	·咳嗽痰多，色黄黏稠，难以咳出，发热口渴，烦躁不宁 ·尿少色黄，大便干结，舌质红，舌苔黄腻，脉滑数或指纹紫	·心火素蕴或外邪化火入里，所以易生痰；肺气不宣，心火亢盛，因此发热口渴，烦躁不宁；肺气不降则大便干结	·宜清肺化痰、止咳
痰湿咳嗽	·咳嗽重浊，痰多壅盛，色白而稀 ·喉间痰声辘辘，胸闷纳呆，神乏困倦，舌淡红，舌苔白腻，脉滑	·脾生痰湿，上侵于肺，痰阻肺络，因此咳嗽重浊，痰多壅盛；痰阻气道，则喉间痰声辘辘；痰湿内停，则胸闷，神乏困倦	·宜燥湿化痰、止咳
气虚咳嗽	·咳而无力，痰白清稀 ·面色白，气短懒言，语声低微，自汗畏寒，舌淡嫩，舌边缘有齿痕，脉细无力	·肺虚则气不足，因此咳而无力，自汗畏寒；肺虚及脾，则脾虚，水湿不能运化，则痰白清稀	·宜健脾补肺、益气化痰

续表

阴虚咳嗽	·干咳无痰，或痰少而黏，或痰中带血，不易咳出，口渴咽干，喉痒，声音嘶哑 ·午后潮热或手足心热，舌红少苔，脉细数	·肺热伤阴，阴虚生燥，因此干咳无痰或痰少而黏，不易咳出，喉痒；阴虚生内热，所以手足心热；热伤血络，则痰中带血；阴津耗损，所以口渴咽干	·宜养阴润肺，兼清余热

4. 治疗的目的在于化痰而非止咳

咳嗽是孩子体内的一种防御机制，对身体是有益的，因为咳嗽的目的是要清除呼吸道的黏液。我们治疗咳嗽要先化痰，而不是单纯地一上来就止咳。

呼吸道的分泌物含有很多蛋白质成分，如果滞留在呼吸道没有被排出来，细菌和病毒侵入后，就会附着在痰液上，激发感染，甚至引发肺炎或支气管肺炎。所以，治疗咳嗽首先要化痰。如果不先化痰就一味止咳，就相当于阻断了排痰的过程，这样会导致痰液不能顺利排出，造成呼吸道堵塞，甚至引起肺部感染，咳嗽也会迁延不愈、反复发作。

化痰、祛痰的方法有很多，不一定非要用药，在生活护理中多加注意也能帮助孩子化痰、祛痰。父母可以根据孩子咳嗽的症状，在孩子的饮食中适当添加有化痰功效的食物，如白萝卜、海带、梨、枇杷等；平时多给孩子喝温开水，让孩子少吃甜食及油腻食物，保持室内环境湿润，还可以通过穴位按摩等理疗方法达到化痰的目的。如果孩子咳嗽的时候很费劲，无法将痰液咳出，且咳嗽时间较长，应在医生的指导下适当使用化痰药物，帮助痰液排出。

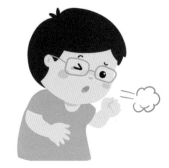

5. 季节不同，咳嗽防护也不同

孩子咳嗽与季节、气候、天气变化等有着极大的关系。随着四季气候的变化，咳嗽的特点也不尽相同。父母要充分考虑到季节的因素，帮助孩子预防咳嗽、缓解咳嗽带来的不适。

（1）春季咳嗽

初春时节，天气仍然比较寒冷，孩子特别容易感染风寒，患外寒里热咳嗽；春季也容易忽冷忽热，孩子易发风热咳嗽。春属肝，肝火犯肺也会引发咳嗽，所以治疗时还需疏肝理气。

①春季受寒咳嗽，吃点儿生姜

初春时节天气乍暖还寒，此时孩子容易感受风寒而患风寒咳嗽。风寒咳嗽会有如下表现：

- 咳嗽频作，咳嗽声重
- 咳痰，痰液质地较稀，颜色偏白
- 咽喉发痒
- 流清鼻涕或鼻涕量多
- 全身发冷、发紧，手脚发凉
- 舌苔发白
- 脉浮紧
- 头身疼痛

如果发现孩子受寒咳嗽，需要给孩子疏风散寒。生姜性微温，味辛，归脾、胃、肺经，具有发汗解表、温中止呕、温肺止咳、解毒排毒等功效，能祛寒解表，对囚风寒引起的感冒、咳嗽、呕吐等病症有较好的食疗效果，是一个不错的选择。

可以用生姜煮水给孩子喝，或者用它做成姜撞奶，或者做菜，都可以使得血液循环加快，帮助孩子外散风寒、内清里热，养阴化痰，健脾化湿，起到一定的止咳功效。

②春季风热伤阴咳嗽，用桑叶甘草水泡脚

风热伤阴咳嗽也是春季常见的咳嗽类型之一。

出现肺热时，最直接的影响就是伤阴。当风热比较严重时，肺里的津液被耗尽，肺就不能充分发挥宣发肃降的功能，就会引起咳嗽。

风热伤阴咳嗽的症状有轻有重。症状轻的主要表现为干咳、口干、鼻干、小便发黄等；症状重的主要表现为咳嗽频繁、舌红、舌苔黄而干。如果孩子出现了这些症状，父母可以用桑叶甘草水给孩子泡泡脚，缓解咳嗽。

自制桑叶甘草水泡脚：

桑叶、生甘草、薄荷、菊花、杏仁、桔梗、芦根各6克，连翘5克。将所有原料放入砂锅或不锈钢锅中，加入清水1000毫升，盖上盖，用大火烧开，转小火煮约10分钟后将水盛出，倒入泡脚盆中，兑入凉水，将水温调为42～45℃，让孩子泡脚即可。

泡脚时的注意事项：

● 泡脚的水量以没过孩子的踝关节为宜。

● 泡脚的时间应与吃饭时间间隔30分钟以上，不要空腹或饭后马上泡脚。

● 每天泡两次，每次时间不宜过长，以孩子的身体微微出汗为宜。

● 如果孩子是过敏体质，不建议用该药方泡脚。

③春季感冒咳嗽，牢记"春捂"

俗话说："春捂秋冻，不生杂病。""春捂"指的是由冬天转到春天的时候，气温刚回暖，但是并不稳定，随时会降温，这时不要急于脱掉棉衣，适当地捂一点儿对身体的健康是有好处的。

在冬季转入初春、乍暖还寒的时候，气温变化大，如果过早脱掉棉衣，一旦气温下降，身体难以适应，就会导致抵抗力下降，让细菌、病毒乘虚而入，容易引发各种呼吸系统疾病及冬其他春季传染病。

一般情况下，立春后应"捂"10～15天。在这期间，父母应做好孩子的头部、下肢、腹部等处的保暖措施，避免过早脱掉保暖衣物导致孩子受寒咳嗽。

当然，要不要"捂"也要根据具体气温和孩子的具体情况来决定。如果孩子体质偏寒，怕冷，可以适当多"捂"几天；如果孩子怕热，身体总出汗，不妨早点换春装，否则"捂"出了汗，再被冷风吹，反而容易着凉。

（2）夏季咳嗽

夏季阳盛，暑湿、暑热偏盛，热、暑、湿之邪非常容易侵袭人体，引起孩子暑湿咳嗽。夏季保健要注意防暑、祛湿。

①夏季暑热咳嗽，多吃冬瓜、丝瓜

相对于其他季节来说，夏季咳嗽有非常明显的特征，那就是夏季暑热严重，容易引发暑热咳嗽。

夏季五行属火，受气温影响，人的体温也随之升高，进入空调房、洗凉水澡、过度劳累或精神紧张，都会造成身体阴阳失衡，风邪与热邪合而侵袭人体，出现暑热咳嗽。

当孩子出现风热咳嗽时，会有如下表现：

孩子不**咳嗽**的秘密

● 咳嗽声音有力而浊。

● 胸闷、昏昏沉沉，感觉头脑不清醒。

● 恶心、呕吐、腹泻等肠胃不适。

● 嗓子红肿疼痛，扁桃体发炎、肿大。

● 舌质发红，舌苔白厚。

应对暑热，适量多吃些冬瓜和丝瓜，可以帮助孩子祛除暑湿，缓解暑热引起的不适。

冬瓜有清热利水、消肿解毒、生津解渴等功效，其富含的维生素C和钾盐能促进人体内多余水分的排出，有助于缓解暑热引起的咳嗽等不适。用冬瓜炖汤或煮粥都不错，清淡又有营养，很适合孩子。

丝瓜有清热化痰、止咳平喘、通络健脾的功效。丝瓜的提取物能预防过敏引起的咳嗽，缓解暑热。丝瓜的烹饪方式有很多，无论是快炒、炖汤、清蒸，都是不错的食用方式。

②夏季要注意饮食卫生

夏季气温高，尤其要注意饮食卫生。孩子在夏季出现咳嗽时，除针对病因进行治疗外，注意饮食卫生，有效减少感染，也是非常重要的事情。

● 少吃剩饭剩菜，腐败的食物一定不能吃。

● 少去路边摊、大排档等不卫生的饮食场所。

● 果瓜蔬菜要洗净，必要时削皮。

● 餐具、炊具使用前后要消毒。

● 餐前便后需洗手杀菌。

③孩子夏季咳嗽，少吹空调

夏季天气炎热，加之大多数孩子由于新陈代谢比成年人快，会更怕热，所以夏季更要注意孩子的房间温度。使用空调降温是必要的，但一定要用正确的方式来使用空调，不科学的吹空调方式可能会引发或加重孩子咳嗽。

开启空调之后，无论是制冷还是制热，都会把室内空气中的水分液化掉，使吹出来的空气湿度下降，变得干燥。因此，长时间吹空调，口腔和鼻腔黏膜也会变干，引起不适。咳嗽是人体自身的一种保护性反射动作，如果孩子一进空调房就咳嗽，有可能是因为对冷空气过敏而引起的过敏性咳嗽。

如果孩子已经出现了咳嗽的症状，父母应想办法给孩子提供温度合适的环境，尽量少吹空调，通过洗澡、扇扇子、穿棉质衣服等方式降温。如果一定要吹空调，也要多给孩子喝水，补充水分。

这样为孩子提供合适的环境：

- 在使用空调之前，要清洗滤网，以免积存的灰尘和霉菌播散到室内。
- 将空调的温度维持在26℃左右，湿度维持在40%～60%。
- 选择摆风模式，或者将空调扇叶朝上，使冷风向上方传送，有利于室内的空气循环。
- 在室内放置一个加湿器或者一盆水，增加空气湿度。
- 孩子吹空调的时候，宜穿长袖的薄衣服和长裤，做好手脚保暖。
- 不要频繁地开关空调，避免环境温度大幅度变化。
- 孩子剧烈运动后，身体出了大量的汗，应避免直接进入空调房。
- 早晚开窗通风。夏季早晚气温相对较低，开窗通风不仅有利于空气流通，还有助于降低室内温度。因此，夏季应尽量在早晚凉爽之际开门窗通风。
- 在沙发、床上铺凉席是传统的降温法。给孩子的小床或婴儿床铺上合适的凉席或透气的垫子，会更舒适。
- 白天尽量使用电风扇降温，电风扇对着墙脚吹或在电风扇附近放冰块、凉水，降温效果会更好。
- 夏季也可以在室内种植不易引起过敏的绿色植物，既能净化空气，又能降温。

（3）秋季咳嗽

秋季的空气湿度比夏天降低了很多，气候偏干燥，孩子很容易感受燥邪而咳嗽。早秋时节，天气偏热，孩子容易感受温燥而咳嗽；晚秋时节，天气逐渐变冷，寒气渐重，孩子易感受凉燥而咳嗽。

①秋季温燥咳嗽，吃川贝炖梨

秋季气温开始降低，雨量减少，空气湿度也随之降低，气候逐渐干燥。有临床研究发现，每到秋季，孩子患咳嗽等呼吸系统疾病的概率会骤然升高，这和干燥的气候密切相关。

刚入秋的时候，天气依然很热，俗称"秋老虎"。这种热是夏季暑热的延伸，孩子容易发生温燥咳嗽。当孩子出现温燥咳嗽时，会有如下表现：

● 干咳，痰少而黏或无痰，夜间咳嗽明显加重。

● 伴有口干、口渴、咽干、鼻干、大便干结、小便发黄等。

● 扁桃体肿大，咽喉痒或者痛，出汗较多。

● 晚上容易出现一阵阵的燥热，多有低热。

当孩子出现温燥咳嗽时，炖些川贝和雪梨，能养阴生津、清热利咽、润肺止咳。

②秋季鼻干咽燥，用白萝卜煮水喝

刚入秋时天气较为干燥，孩子容易口干咽燥、干咳、咳嗽。父母可以做一个食疗方给孩子饮用，即用白萝卜煮水。

白萝卜性凉，味辛、甘，归肺经、胃经和大肠经，是秋冬季节适合吃的根茎类蔬菜之一。白萝卜含有丰富的矿物质和维生素，具有健脾消食、清热解毒、化痰止咳、顺气利尿、生津止渴的功效。用它煮水给孩子服用，可以有效缓解秋季容易出现的鼻干咽燥、干咳少痰等症状。

③秋季喝点儿"安肺饮"

秋季天气干燥，燥易伤肺，导致肺热津伤，引发口干舌燥、咽痛、目涩、鼻出血、咳嗽或干咳少痰、皮肤粗糙、大便干结等症状。因此，秋季养生以润肺为主。

"安肺饮"顾名思义，就是安抚肺部的食疗方。秋季是孩子呼吸道疾病的高发季节，给孩子喝点儿"安肺饮"，能滋阴润肺、增强体质，还有助于预防和治疗支气管炎咳嗽、感冒咳嗽、夜咳严重、久咳迁延等。

（4）冬季咳嗽

冬季气候寒冷，孩子多发风寒咳嗽；冬季常用暖气、空调等，导致空气过燥，孩子也可能出现温燥咳嗽。

①冬季受寒咳嗽，用生姜水泡脚

《伤寒杂病论》中说，"受寒为百病之始"，意思是说，人的疾病，大多都是受寒引起的。尤其是在寒冷的冬季，由受寒引发的咳嗽更是常见。一般来说，我们可将受寒咳嗽分为风寒咳嗽、外寒里热咳嗽及外寒内饮咳嗽三种类型。

风寒咳嗽	外寒里热咳嗽
怕冷、无汗	鼻塞、流清涕或鼻涕量多
咽痒、喉间有痰声，易咳出	手脚发凉
咳嗽声重	舌苔发白，舌质略红
咳痰且痰多，色稀白，呈泡沫状	睡前干咳不止，睡着后有所缓解
头痛、鼻塞、流清涕、打喷嚏	痰黄稠或痰少而黏，口干渴
舌淡红、舌苔薄白	小便发黄，大便干燥

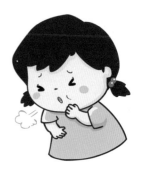

外寒内饮咳嗽

咳嗽声音沉闷

清黄鼻涕相兼，鼻塞打喷嚏

咳痰量多，痰色白而清晰，有泡沫

舌红，舌苔薄白

如果孩子刚刚受寒，鼻涕像水一样清而稀，这时迅速温经络、止风寒，就能有效减轻孩子的身体不适。用生姜水泡脚就是一个不错的选择。

生姜性温，其特有的姜辣素能够使人体的血管扩张、血液循环加快，促使身体毛孔张开，将体内的病菌、寒气一同带出，起到祛风祛寒、治疗感冒等作用，并且有助于改善睡眠，是冬季简易、方便又省钱的养生保健方法之一。

生姜水泡脚的具体操作方法为：

取适量生姜洗净，剁成末，加入适量清水，大火煮开，倒入盆中，兑适量温水至40℃左右，水量以没过脚踝为宜。让孩子泡脚，直到身体微微出汗为止。

用生姜泡脚建议在睡前进行，泡完脚之后让孩子盖上被子，好好休息，第二天病情就会有所缓解。

②冬季感冒初期，热敷囟门

孩子在冬季受寒感冒初期，常出现鼻塞、流涕、咳嗽等现象，此时热敷囟门有助于祛除寒邪、缓解病情。

具体方法是：

将毛巾浸入温热的水中，再拧至半干，捂在孩子的囟门上，待毛巾变凉，继续在温热水中揉洗再敷，过一会儿孩子就会微微出汗，鼻子也通了。注意温度一定要适宜，切勿烫伤孩子。

此方法对1岁以内的孩子效果较好，可根据孩子的病情轻重，每天热敷1～3次。

③冬季风热咳嗽，喝点儿金银菊花茶

冬天以风寒咳嗽居多，但是也会有风热咳嗽的情况。

冬天孩子患风热咳嗽主要有以下原因：一是冬季气候反常，本应寒却大暖，形成暖冬，导致湿热之气出现而形成的；二是长时间开暖气、空调等导致室内空气过于温热、干燥而导致的；三是孩子本身体质偏热，也会引发风热咳嗽。

当孩子风热咳嗽时，会有如下表现：

● 咳嗽声高而有力，咳痰，痰黄稠，呈块状。

● 嘴唇和舌头发红，苔薄白或薄黄而干。

● 鼻塞，流黄色黏稠鼻涕。

● 嗓子红肿疼痛，扁桃体发炎、肿大。

● 小便黄，出现便秘或腹泻。

当孩子在冬季出现上述症状时，就可能是风热咳嗽，父母可以用金银花和菊花煮点儿金银菊花茶给孩子喝。金银菊花茶具有清热解毒、止咳平喘的功效，孩子体内蓄热时都可以饮用。单用金银花茶或菊花茶也可以。

（5）换季时咳嗽

换季的时候往往天气变化无常，温度不稳定，常常是引起孩子生病的重要因素之一。

换季时运动要注意保暖

在春夏交替时，天气忽冷忽热，气温不稳定，免疫力低下的孩子容易着凉生病。父母尤其要注意避免孩子运动后受凉，引起咳嗽。

孩子在运动时，穿衣不要太多，也不宜过少。穿得过多容易出汗，导致身体的毛孔张开，一旦遇到冷风，很容易感冒、咳嗽；如果穿得过少，会感到寒冷，对身体健康同样不利。正确的方法是给孩子随时备一件外套，热了脱掉，冷了就穿上。里面最好穿一件速干的衣服，防止衣服湿了一直不干，贴在身上不舒服。

①春夏季节，可用艾叶水给孩子洗澡

艾叶性温，味苦、辛，归肝、脾、肾经。传统药性理论认为，艾叶具有理气血、逐寒湿、散寒止痛、护肝利胆等功效。现代实验研究证明，艾叶有抗菌、抗病毒、平喘、镇咳、祛痰、止血、镇静、抗过敏及抗凝血的作用。

在春夏季节，用艾叶煮水给孩子洗澡，可以预防痱子，预防暑热咳嗽，还能驱蚊虫、防叮咬，预防多种皮肤病的发生，对孩子的皮肤能起到很好的保护作用。

艾叶水洗澡时的注意事项：

给孩子用艾叶水洗澡，要保持合适的水温，还需要注意以下几点：

艾叶的用量宜根据孩子年龄的大小酌情增减。一般来说，如果使用的是干艾叶，3岁以内的孩子用50克，3岁以上的孩子用100克；如果是鲜艾叶，用量加倍。

给孩子洗完澡后要及时为他穿上衣服，让他微微出汗，避免着凉。

艾叶水洗澡不宜过于频繁，一般一周两三次即可。

②夏秋交替，少吃海鲜

夏秋时节是海鲜最丰富的时期，海鲜品种繁多，味道鲜美，营养丰富。但是对于孩子来说，在夏秋交替之际，由于气温不定、天气干燥等原因，本就容易咳嗽，而海鲜类食物里的腥味会刺激人体的呼吸道，鱼、虾等食物更是容易造成孩子蛋白质过敏，引发或加重孩子咳嗽的病症。因此，这个季节给孩子吃海鲜类食物不要过量，少吃一些。

③秋冬交替，保持孩子生活环境湿润

秋冬交替时节，气候干燥，孩子容易出现皮肤干燥、口干舌燥、咽喉肿痛等一系列燥证，家长需要给孩子提供一个湿润的环境。湿润的空气能湿润气道、稀释痰液，有助于促进痰液排出，保持咽喉湿润，对预防咳嗽有利。

具体来说，父母可以这样做：

● 在家里使用加湿器提高空气湿度。要注意的是，加湿器要定时清洗，以免滋生病菌。

● 在家中摆放适量的绿植、流水盆景和小喷泉等，有很好的加湿作用。

● 养殖观赏鱼，既能装饰家居，又能增加空气湿度。

● 在室内准备一盆清水，将湿毛巾一半浸在水里，一半搭在盆边，能加大水与空气的接触面积，为空气加湿。

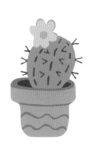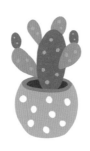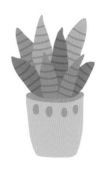

④冬春交替，户外活动要注意

冬春交替时，天气乍暖还寒，早晚温差较大，父母带孩子进行户外活动时要多加注意。

早晨多雾，空气中含有大量的灰尘和杂质，对呼吸道的影响较大，因此不建议早上带孩子运动。最佳运动时间是下午5点钟左右。

冬春交替的时候多雾霾，此时要减少户外活动，以免伤害呼吸系统。外出记得戴上防霾口罩。进行户外运动时，要注意防寒保暖，运动要适度适量，避免受伤。

6.日常生活多注意

对于咳嗽的孩子来说，在日常生活中的方方面面也要多加注意，比如居家环境、运动注意事项等。

吸烟的环境对孩子不利

我们都知道"吸烟有害健康"，但比直接吸烟更有害处的，是二手烟。当父母或者其他人在家里吸烟时，烟雾中含有的尼古丁、焦油等有害物质会直接影响孩子的呼吸系统，刺激呼吸道，加重孩子的咳嗽。吸烟后残留的烟尘颗粒中包含的有害物质，会对孩子的呼吸系统、神经系统、循环系统都带来不容小觑的危害。

残留的烟尘颗粒还会附着在孩子房间的床上、地毯上，孩子接触到污染物表面，有害物质进入体内，会加重孩子咳嗽。

因此，为了孩子的健康，请为孩子创造一个无烟的家居环境。在外面如果遇到周围有人吸烟，也要带着孩子远离。

过敏高发季节，出门做好防护

过敏性咳嗽常常是咳嗽反复发作，用药却不见好转，其根本原因就是没有找到病因。过敏性咳嗽的常见症状有：

● 咳嗽呈阵发性刺激性干咳，或少量白色泡沫样痰。

● 夜间或早晨咳嗽比较严重。

● 特定季节咳嗽比较严重。

● 没有明显的发热、流涕等症状。

● 经过较长时间的抗生素治疗，没有明显效果。

如果孩子的咳嗽符合以上特点，需要考虑过敏因素。如果父母不能确定，需要去医院检测过敏原。只要找到过敏原，让孩子严格回避，就能降低因过敏引发疾病的概率，也能让过敏性疾病得到好转。

对花粉过敏的孩子，在花粉季节要少出门，必须出门时应戴上口罩，做好防护。

为孩子创造舒适的卧室环境

舒适的卧室环境对孩子来说非常重要。如果卧室阴暗潮湿、不通风，就会为病菌的繁殖提供温床，危害孩子的健康。为孩子选择采光良好、通风良好的卧室环境，不仅可以去除寒气，还有助于体内钙、磷等元素的吸收，促进生长发育。

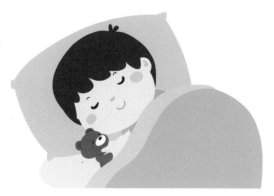

● 父母要经常打开窗户，为房间通风换气。上午的9—11点、下午的2—4点最适宜开窗通风。如果是阴天、雾霾等天气，就不要开窗，以免有害物质进入室内。

● 如果室内空气干燥，可放一盆清水在卧室，或使用加湿器。

● 定期帮孩子更换枕头、被褥。

● 如果孩子夜间咳嗽厉害，可以适当垫高孩子头部，并让孩子侧卧，以减轻咳嗽。

通风、换气益处多多

污浊的空气会伤害呼吸道黏膜，父母要保持室内空气新鲜，并经常带孩子外出呼吸新鲜空气。家里要每天定时开窗通风。

养些花花草草，不仅可以净化室内空气，还有益于身心健康。不过，不同的植物作用不太一样，在屋里种花草也要适当选择，而且也不是越多越好。另外，容易引起孩子过敏的植物最好不要选择。

空气质量较差的冬季，不妨在家中装个空气过滤器，减少空气中的尘埃。尽量不要在室内抽烟；做饭期间最好关上厨房门，以避免油烟进入其他房间。

常去户外运动

开阔的户外是孩子天然的运动场，适当锻炼对孩子的健康成长有益，能让孩子的肌肉、骨骼变得强壮，还能增强抵抗力。

● 放风筝是不错的选择，既能缓解眼部疲劳，也能使孩子手眼协作的能力得到锻炼。

● 可以跟孩子一起慢跑，调动孩子的积极性。

● 跳跃运动可以让孩子活动起来，锻炼孩子的心肺机能，有效增强体质。

● 踢足球、爬山等活动也很好。自行车骑行可以让孩子的力量、协调性、平衡性、肌肉耐力等得到相应提高，但要注意骑行场地的选择，要在父母视线范围之内，尽量避开石子路、小河边等危险的地方。

● 天气好的时候尽量多带孩子到公园、湿地、植物园、郊外等空气质量较好的地方进行户外活动。郊外空气清新，空气中富含负离子，使人头脑清晰、精神振奋，还能促进血液循环，有利于改善孩子的呼吸道疾病。

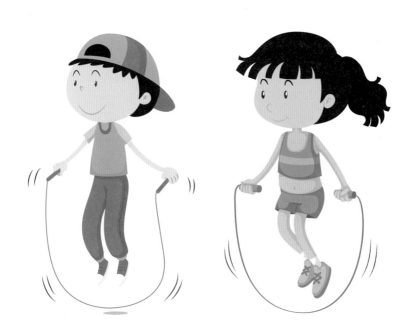

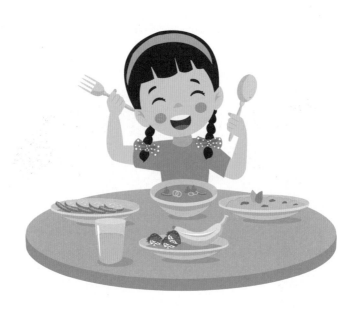

第二章

吃得对，**远离**咳嗽

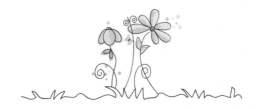

孩子咳嗽了，需要细致的生活护理，其中，吃什么、怎么吃是非常重要的。吃得对，可以帮孩子缓解咳嗽；吃得不对，则会引发或者加重咳嗽。父母掌握一些相关的知识，可以在护理孩子的路上少走弯路。

咳嗽儿童饮食原则

孩子咳嗽了，在吃的方面需要多加讲究。总体来说，需要注意以下四点：

1. 饮食要清淡

清淡饮食实际上不只是咳嗽的孩子需要注意的，对于所有的孩子甚至成年人来说，清淡饮食都是有益无害的。

孩子正处于生长发育的阶段，脾胃稚嫩，很容易因饮食不当而影响脾胃的功能，使病邪乘虚而入，影响健康。日常生活中，如果孩子咳嗽了，父母给孩子准备的饮食应尽量清淡、温暖和易消化。

（1）什么是清淡饮食

清淡饮食指的是少油、少糖、少盐、不辛辣的饮食，也就是口味比较清淡。中医认为，咳嗽多数为肺热引起，孩子尤其如此。在孩子的日常饮食中，如果吃多了油腻的食物就可能产生内热，加重咳嗽，且痰多黏稠，不易咳出。对于患有哮喘的孩子来说，过食肥

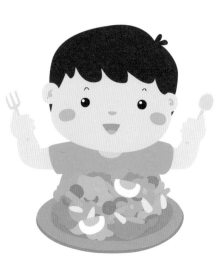

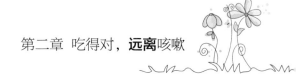

甘可致痰热互结，阻塞呼吸道，加重哮喘而难以痊愈。所以，孩子在咳嗽期间更应该以清淡的食物为主。

从食材方面来说，要少吃或者不吃荤腥、油腻等肥甘厚味的食物，如鱼、虾、蟹和肥肉等，因为这些食物可助湿生痰，加重咳嗽。另外，茄子、豆角虽然是蔬菜，但它们吸油多，在烹饪的过程中油脂的含量也会增多，孩子食用后，滋生痰浊并且痰液黏稠，可以选择其他蔬菜代替，利于孩子尽快恢复健康。孩子咳嗽，不宜大量补充高蛋白食物，要以富有营养和易消化吸收的食物为宜。蛋黄、猪肝、牛排等食物的胆固醇含量高，孩子生病期间食欲和消化能力有所减弱，过多食用会加重消化负担，痰湿咳嗽也会加重，应少吃。比萨、奶油蛋糕等也属于油腻食物，过多摄入会让孩子产生恶心、呕吐等症状，痰液也会变得黏稠，不易咳出。

从食物的烹调方式上来说，要尽量多用清蒸、炖、煮等方式，少用或者不用煎、烤、炸的烹饪方式，这样才能保证清淡、少油腻。例如油条、薯条、油炸饼干等经过油炸过的食物，包含的油脂较多，会加重孩子内热，运化失常，痰液增多。

调味料方面，要尽量少用油、盐、糖、辣椒等调味品，尽量保持食物原有的鲜味。食用油的使用是日常烹饪不可缺少的，父母应控制用量，并尽量避开花生油等油脂较高的食用油。

另外，稀软的食物易于咀嚼和消化，能适应孩子娇嫩的肠胃功能，既可满足孩子生病时的热量消耗和体能代谢的需求，又不会因为进食脂肪、蛋白质过多而出现饱胀现象，影响肠胃正常功能的发挥。

（2）饮食忌"发"，避免孩子咳嗽反复难愈

所谓发物，是指富含营养，但是有某些刺激性，容易诱发某些疾病（尤其是旧病宿疾）或加重已发疾病的食物。发物中含有的某些激素会让机体处

于亢奋状态或代谢紊乱，引起旧病复发；还有一些食物所含的异性蛋白会成为过敏原，引起变态反应性疾病复发；或者一些刺激性较强的食物，对炎性感染病症产生刺激，也就是中医所说的热证、实证要忌刺激性发物的原因。特别是风热咳嗽，当孩子出现发烧、痰多且呈黄绿色、容易口渴、舌苔发黄等症状时，更要禁食发物，避免病情反复难愈。饮食禁忌与疾病康复密不可分，父母要谨遵医嘱，不要给咳嗽的孩子进食发物，避免咳嗽反复难愈。

例如羊肉、牛肉、驴肉等肉类，主动而性升浮，属于"发物"，容易导致咳嗽反复发作，孩子消化能力下降，多吃还会加重胃部负担。带鱼、虾、蟹等海产品大多寒而腥，体内寒气积聚不出，损伤肺部，导致肺气运行不畅，咳嗽就会加重，病情反复难愈。

另外，治疗疾病讲究辨证，饮食禁忌也是如此。如果孩子体质虚寒，就要禁食寒凉的食物；如果是由于肺热引发的咳嗽，就应该少吃发热的食物；如果孩子是过敏性咳嗽，就要避开过敏原。

2. 营养要丰富

孩子咳嗽时，往往会食欲不振。不过，孩子在生病时更需要从饮食中摄取丰富的营养，吃得好可以恢复得更快，吃得不对、不好则会适得其反。前面我们说过，孩子咳嗽了需要清淡饮食，不过千万不要将"清淡饮食"理解为只吃点蔬菜、喝点粥。饮食既要清淡，又要顾及营养均衡，尽量在这两方面都做到，为孩子尽可能提供丰富的食物。

（1）提供种类多样的食物，均衡营养

人体所需的营养素有很多，没有任何一种食物能够全部提供，因此要吃

多样化的食物，同时要尽量避免挑食、偏食，让孩子获得更加全面的营养。如果孩子仅仅对个别食物有所挑剔，比如说孩子不喜欢吃苹果，父母可以提供同样富含维生素的橙子、猕猴桃等；孩子不喜欢吃鸡蛋，父母可以多提供一些同样富含优质蛋白质的肉类食物等。但如果孩子存在严重的挑食、偏食，如不吃荤菜或蔬菜等，则必须予以纠正。

父母可以参考最新的《中国居民膳食指南》，按照食物金字塔的比例来为孩子选择食物，既要保证品种多样化，又要讲究均衡膳食。每天都要为孩子提供不同种类的谷类、蔬菜和水果，提供动物性食品，以及适量的油、盐、糖等。多样化的饮食既能满足孩子身体不同的营养需求，又能让孩子摄取均衡的营养物质，提高身体的自愈力和免疫力，让呼吸道黏膜尽快修复，咳嗽病情尽快好转。

（2）做好搭配，唤起食欲

有时候孩子食欲不佳，需要父母不仅要为孩子提供种类丰富的食物，让孩子按比例摄入各级食物，还要注意同组食物之间的搭配，如粗细搭配、深色与浅色蔬菜搭配、荤素搭配、干稀搭配等。科学的食物搭配能唤起孩子进食的兴趣。

（3）烹饪方法多样化

烹饪方法有很多种，经常变换烹饪方法，能让孩子吃到各种不同口味、颜色和口感的菜，摄入更均衡的营养。不过，父母应注意多使用蒸、煮、滚、凉拌、微波烹调等方法，少用或者不用油炸、油煎、盐腌、烟熏、火烤等不健康的烹调方式，尽量保证孩子咳嗽期间的饮食清淡而富有营养。

（4）多吃抗氧化食物

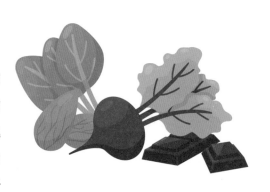

多给孩子吃一些抗氧化的食物，有助于防止感染和炎症的扩散。抗氧化的食物富含抗氧化营养素，能消除体内多余的自由基，或抑制自由基活动，有助于削减有害物质对细胞的损害，增强组织运作的能力，防止感染和炎症扩散。这对于预防和治疗咳嗽等呼吸道系统疾病来说极为重要。

①多吃富含维生素 C 的食物

维生素C是帮助人体保持健康所需的重要元素，可以有效清除各种致病菌或病毒产生的自由基，减轻自由基对人体的损害；此外，还能刺激身体制造干扰素来破坏病毒，抑制病毒的增多，提高中性粒细胞与淋巴细胞的杀菌与抗病毒的能力，从而起到提高人体免疫力的作用。

对于孩子而言，自身免疫系统尚不健全，抵抗疾病的能力较弱，通过补充维生素C能提高免疫力，而人体自身并不能合成维生素C，所以我们可以从日常食物中，比如新鲜的蔬菜、水果，摄取维生素C。如柠檬、猕猴桃、芝麻、莴苣、菠菜、榛子等食物，有较强的抗氧化能力。

小贴士

很多父母都知道补充维生素C对预防咳嗽的重要性，但很少知道科学补充维生素C的方法。父母在为孩子补充维生素C的时候要注意以下几点：

1.食物贮存时间不宜过长。

维生素C非常容易受到光、热等环境的破坏，因此水果、蔬菜以新鲜为主，保存时不妨贮存在冰箱里。

2.食物烧煮时间尽可能短。

加热、酸碱都会破坏维生素C，水果、蔬菜煮的时间越久，维生素C的损失就越多。因此，烹饪时可用大火快炒，有利于减少维生素C的流失。

3.蔬菜先洗再切。

维生素C具有水溶性，冲洗浸泡时难免会丢失一部分。如果将蔬菜切了再清洗，就会造成维生素C的大量流失，蔬菜的营养价值就会大幅度降低，所以切菜时不妨先洗再切，切好的蔬菜要马上沥干水，不要一直浸泡在水中。

②多吃富含叶绿素的食物

多吃富含叶绿素的食物，如油菜、空心菜、菠菜、红薯叶、鸡毛菜等绿叶蔬菜，有造血、解毒、抗病等多种功效。

③多吃富含花青素的食物

多吃富含花青素的食物，如紫甘蓝、西蓝花、紫薯、葡萄等深紫色蔬菜和水果，可以直接与自由基结合，起到抗氧化的作用。

④多吃富含不饱和脂肪酸的食物

多吃富含不饱和脂肪酸的食物，如三文鱼、亚麻籽、核桃等，其所含的Ω-3脂肪酸具有消炎效果，能减轻肿痛，缓解咽喉的不适。

⑤多吃富含番茄红素的食物

多吃富含番茄红素的食物，如西红柿、胡萝卜、草莓等，其所含的番茄红素的抗氧化能力是维生素C的20倍。

⑥多吃富含维生素 A 的食物

多吃富含维生素A的食物有助于修复呼吸道黏膜。维生素A又称视黄醇或抗眼干燥症因子，属于脂溶性维生素之一，具有抗呼吸系统感染的作用，能保持组织或器官表层的健康。对于咳嗽的孩子来说，多吃富含维生素A的食物有助于修复受损的呼吸道黏膜，帮助排出痰液。颜色为红黄色的食物所含的维生素A较多，日常生活中可以重点摄取。

以下列举了6种常见的富含维生素A的食物：

● 莲藕：每 100 克莲藕含有1592微克维生素 A，尤其适合风热咳嗽的孩子食用，有清热润肺的作用。

● 胡萝卜：每100克胡萝卜含有688微克维生素A，烹饪时宜大火快炒，以免营养素流失。

● 青豆：每100克青豆含有132微克维生素A，可以大火快炒或搭配食物煮粥食用。

● 西红柿：每100克西红柿含有92微克维生素A，西红柿最好生吃，补充维生素的效果更佳。

● 猪肝：每100克猪肝含有4972微克维生素 A，但动物肝脏不宜多吃，以每周1~2次为宜。

● 鸡蛋：每100克鸡蛋含有234微克维生素 A，鸡蛋中的维生素A主要集中于蛋黄部分。

（5）多吃白色食物

在日常生活中，我们可以通过多吃一些白色食物，起到润肺、化痰、镇咳的作用。

中医认为，五色入五脏。在五色食物中，白色食物与肺的联系最为密切，这主要是因为白色的食物更有助于益气行气。

西医认为，白色食物是蛋白质与钙的重要来源。蛋白质是修复肺部的主要原料，能消除身体疲劳，有益于呼吸系统。钙能够增强人体的免疫力，多吃白色食物是很好的补钙途径。

常见的白色食物，如百合、杏仁、梨子、白萝卜、莲藕、冬瓜、蜂蜜等都具有滋润肺部、化痰镇咳的作用，在孩子的日常饮食中可以多增加一些这类食物。此外，白色肉类的脂肪含量比红色肉类低得多，更有利于消化吸收，对于容易咳嗽的孩子来说，食用白色肉类会更好。

常见的白色食物有以下这些：

百合甘凉清润，有清热解毒、润肺止咳、温肺化痰、镇咳的功效。百合可以和银耳、莲子搭配做成百合银耳莲子汤，或者和西芹一起炒，味道清淡。

杏仁微甜，是药食俱佳的食物，能止咳平喘、润肺养肺。杏仁可以做成杏仁茶、杏仁粥、杏仁银耳山楂汤等。但要注意，杏仁不可与小米、猪肉、狗肉同食，否则会引起腹痛。

梨子有助于改善呼吸系统功能，起到止咳祛痰、保护咽喉的作用。但是梨子性寒，脾胃虚寒、腹部冷痛、血虚者不要多吃。将梨子放在热水中蒸煮做成冰糖雪梨，有助于减弱寒性。

白萝卜有止咳化痰的作用，还能增强机体免疫力，孩子咳嗽不止或发生慢性支气管炎时，可以用白萝卜做成白萝卜汁，有止咳定喘的作用。

竹笋有清热化痰、润肺止咳的作用，最适合风热咳嗽或肺热咳嗽的孩子食用。同时，竹笋中植物蛋白、维生素及微量元素的含量均很高，有助于增强机体的免疫功能，提高防病抗病能力。

莲藕清凉入肺，能养阴清热，增强人体的免疫力。平时做饭时，可以将莲藕与糯米、蜂蜜、红枣一起蒸，也可以和排骨炖汤，健脾开胃。

蜂蜜可以清肺热、消炎。空腹饮用蜂蜜水，可以让气管中的痰液稀释，快速排出身体，起到止咳的功效。

冬瓜能消痰、清热。风热咳嗽或肺热咳嗽都可以用冬瓜煮汤食用，不仅可以减肥美容，而且还能清肺止咳。

3. 零食要少吃

每个孩子都爱吃零食，零食对孩子有着巨大的吸引力。但是，零食同时也是引起疾病或加重疾病的祸源。糖果、膨化食品等零食的摄入会直接刺激孩子的呼吸道，咳嗽、咳痰等症状也会随之而来。为了孩子的健康，偶尔吃一点零食可以，但一定不能多吃。

（1）糖果是高糖食物，会加重咳痰

棒棒糖、巧克力等糖果是孩子们最喜欢的零食。父母都知道吃糖容易导致龋齿，实际上糖果、巧克力所含有的高热量、高甜度也会加重孩子的咳嗽。不管是软糖还是硬糖，都会对咽喉产生刺激，使痰液增多、黏稠。父母要做好监管工作，让孩子少吃糖。

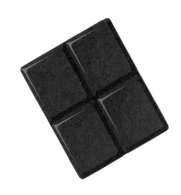

（2）炒制干果盐分多，咳嗽难治愈

看起来比较健康的干果，如花生、瓜子等炒制干果也要少吃，因为在炒制的过程中会添加很多盐和香料，会刺激孩子的呼吸道，过多食用会出现口干、上火、喉咙痛等症状。而且花生等坚果的脂肪含量也比较高，咳嗽的孩子不宜多吃。

（3）膨化食品高油脂，痰液变黏稠

薯片、虾条、爆米花等膨化食品也非常受孩子们的欢迎，但它们都属于高油脂、高热量、高盐分食品，会加重孩子的咳痰、咳嗽。父母对这些膨化食品要严格控制，不能因为溺爱而损害孩子的健康。

4. 饮食不要过热或者过凉

孩子咳嗽了，饮食要注意既不能过热，也不能过凉，否则都会加重咳嗽。这里的"热"和"凉"既包括食物的温度，也包括食物的性质。

（1）多吃温热食物

孩子咳嗽大多是因肺部疾患引发的肺气上逆、肺气不宣所致。咳嗽大多都会伴有痰，痰的多少与脾有关。脾是后天之本，主管人体的饮食消化与吸收。多吃温热食物，能保护人的肺脏和脾胃的正常功能，避免聚湿生痰。

因此，父母平时应多为孩子准备温热的食物，例如多给孩子准备些热汤、热菜，让孩子喝温热性的饮料，如温白开水、温豆浆等。

小贴士

咳嗽期间，虽然要多吃温热食物，但是辛辣和容易导致上火的热性食物最好不要吃，如羊肉、狗肉、蚕蛹、桂圆、荔枝、辣椒等。

（2）少吃生冷食物

孩子咳嗽了，尽量不要吃刚从冰箱里拿出来的食物以及冰水、饮料等，应在室温下放置一段时间或经过加热后再给孩子食用。可乐、冰激凌、冰镇绿豆沙等这些冰镇食物和饮料尽量不要给孩子提供。如果孩子非常喜欢吃这些食物，父母也要注意适当引导，让孩子少吃一点。

如果给孩子做水果汁和蔬菜汁，要用常温的水果，蔬菜最好先焯水，更不能加冰块或者冰镇后给孩子饮用。

未经烹饪处理或温度较低的食物也属于"寒"类食物，也就是我们常说的生冷食物，如冰激凌等。生冷食物会损伤脾阳，还会刺激孩子的呼吸道，导致孩子病情加重。

未完全加工成熟的食物，如七分熟牛排，不仅不利于消化，而且食物中携带的细菌进入孩子体内，还易引发肠胃疾病或食物中毒。不管孩子生病与否，都不应该食用。

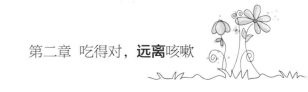

（3）少吃热性食物

热性食物容易助热生痰，温度太高的食物也会加重咳嗽。温度过高的食物会刺激体内黏膜，导致咳嗽加剧。高温炸制过的食物常常含油量较多，会使孩子痰液增多，也不利于身体恢复。火锅、米线等温度较高的食物，很容易烫伤孩子的口腔、食道等器官，当有食物进入时，受损的消化器官产生不适，导致进食困难、食欲下降，呼吸道也受到牵连，咳嗽加剧等症状也会随之发生。

因此，孩子咳嗽的时候，要不吃或者尽量少吃热性的食物，不吃油炸的食物，不吃温度过高的食物。父母要多为孩子提供性味平和、润肺止咳、温度合适的蒸、煮食物。

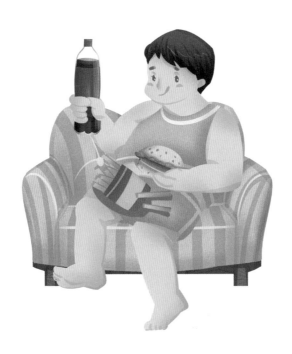

这样吃，润肺止咳

前面我们介绍了一些给咳嗽孩子的饮食基本原则，那具体吃什么、怎么吃，我们再来仔细讲解。照着这些食材和食谱，希望能够给孩子提供润肺止咳的有益食物。

常见润肺止咳的食物

冬瓜

清肺止咳

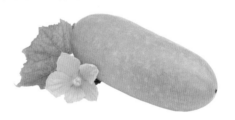

性味：性凉，味甘。

归经：归肺、大肠、小肠、膀胱经。

营养成分

冬瓜富含多种维生素、膳食纤维和钙、磷、铁等矿物质。

防治咳嗽的作用

中医上将冬瓜称为"祛湿大元宝"，它是果蔬里祛湿的第一号专家，能利水、消肿、清热、消痰。《滇南本草》中说："冬瓜润肺消热痰，止咳嗽。"凡风热咳嗽或肺热咳嗽者，均宜选用冬瓜煨汤食用，可有效帮助孩子清肺止咳。孩子咳嗽了，父母不妨将冬瓜与其他食材搭配，做成冬瓜汤给孩子食用。

儿童食用须知

适宜心烦气躁、热病、口干烦渴、咳嗽痰多、小便不利者食用。

温馨提示

购买冬瓜要选表面光滑、没有坑包，瓜皮呈墨绿色的。如果购买已切开的冬瓜，可以轻轻按压冬瓜肉，若肉质很软即说明放置了很久。冬瓜不宜放入冰箱保存，应放在室内阴凉、干燥、通风处。

推荐食谱

芥蓝炒冬瓜 ／ 烹饪方式：炒　　功效：滋润清热 ／

材料　芥蓝80克，冬瓜100克，胡萝卜40克，木耳35克，姜片、蒜末、葱段各少许

做法　① 将洗净去皮的胡萝卜切成片，洗好的木耳切成片，去皮洗好的冬瓜切成片，洗净的芥蓝切成段。

② 锅中注入适量清水烧开，放入适量食用油，加入2克盐，放入胡萝卜、木耳，搅匀，煮半分钟，倒入芥蓝搅匀，再放入冬瓜煮1分钟，把焯好的食材捞出待用。

③ 用油起锅，放入姜片、蒜末、葱段，爆香。

④ 倒入焯好的食材炒匀，放入适量盐、鸡粉炒匀。

⑤ 倒入适量水淀粉，快速翻炒均匀，盛出装盘即可。

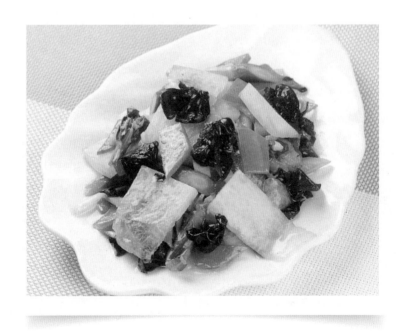

白萝卜

止咳化痰

性味：性凉，味辛、甘。
归经：归肺、胃经。

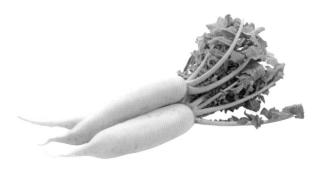

营养成分

白萝卜含丰富的维生素C和微量元素锌、芥子油、木质素和多种酶。

防治咳嗽的作用

白萝卜中含有芥子油、淀粉酶和粗纤维，具有止咳化痰的作用。此外，白萝卜还能增强免疫力、促进新陈代谢、增强食欲、化痰清热。孩子咳嗽不止或发生慢性支气管炎时，父母可以做成白萝卜汁，起到止咳定喘的作用。

儿童食用须知

咳嗽痰多者、鼻出血者、腹胀停食者可多食。

温馨提示

白萝卜的做法多样，可生食、炒食，可做药膳，可煮食，或者煎汤、捣汁饮用或外敷患处均可。新鲜白萝卜色泽嫩白，掂起来比较重，表面比较硬实、光滑。如果根须部杂乱无章，分叉多，就有可能是糠心白萝卜。买回来的白萝卜用保鲜袋装好，常温存放即可。

常见搭配及疗效		
白萝卜 + 牛腩		白萝卜和牛腩一起炖着吃，既能为孩子补充维生素，又能补充优质蛋白质，增强孩子的免疫力。
白萝卜 + 蜂蜜		白萝卜能润肺，蜂蜜有很好的止咳化痰的效果，二者一起食用可以润肺祛痰。

推荐食谱

滋味萝卜骨　／烹饪方式：煮　功效：增强免疫力／

材料 白萝卜100克，排骨300克，葱花、蒜末各适量，盐3克，鸡粉3克，生抽5毫升，食用油适量

做法
① 洗净去皮的白萝卜切片，再切块。
② 锅中注入适量的清水大火烧开。
③ 放入排骨，汆煮片刻去除血水。
④ 将食材捞出，沥干水分，待用。
⑤ 热锅注油，倒入蒜末爆香。
⑥ 倒入排骨炒匀，加入盐、鸡粉、生抽，拌匀入味。
⑦ 加入适量清水，倒入白萝卜，中火煮30分钟。
⑧ 关火后，将食材盛入碗中，撒上葱花即可。

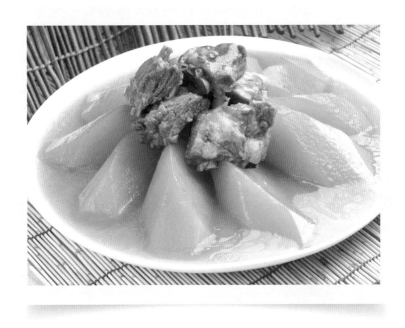

竹笋

清热化痰

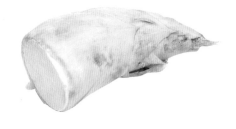

性味: 性微寒,味甘。
归经: 归胃、肺经。

营养成分

竹笋含有蛋白质、脂肪、碳水化合物、钙、磷、铁、胡萝卜素、硫胺素、核黄素、烟酸、维生素C、维生素E等营养物质。

防治咳嗽的作用

竹笋性寒味甘,归肺经,中医认为它具有清热化痰、润肺止咳的作用,风热咳嗽或肺热咳嗽之人最宜食用。同时,竹笋中植物蛋白、维生素及微量元素的含量都很高,有助于增强免疫力。

儿童食用须知

一般人群均可食用竹笋,肺热咳嗽、肥胖和习惯性便秘的人尤为适合。

温馨提示

购买时选择个头比较矮且粗壮的,笋型呈牛角形且有弯度则肉多。笋壳要完整并且紧贴笋肉,颜色以棕黄色为佳。笋壳要带点硬度,太软则表示出土时间太长,不够新鲜。根部边上的颜色以白色为佳。用指甲轻抠笋的截面,可以轻易抠出小坑的笋的肉质比较鲜嫩。

常见搭配及疗效

竹笋 + 瘦肉		竹笋能清热,可以补充多种维生素和矿物质,瘦肉能提供优质蛋白质,二者一起食用可以增强免疫力。
竹笋 + 彩椒		竹笋和彩椒都是富含多种维生素的蔬菜,二者一起焯水后凉拌或者清炒,能有效补充维生素。

推荐食谱

淡菜竹笋筒骨汤 / 烹饪方式：煮　　功效：清热润肺 /

材料 竹笋100克，筒骨120克，水发淡菜干50克，盐、鸡粉各1克，胡椒粉2克

做法 ① 洗净的竹笋切去底部，横向对半切开，切小段；沸水锅中放入洗净的筒骨，汆烫约2分钟至去除腥味和脏污，捞出沥干水分，待用。

② 砂锅注水烧热，放入汆烫好的筒骨，倒入泡好的淡菜，放入切好的竹笋，搅匀，加盖，用大火煮开后转小火继续煮2小时至汤水入味。

③ 揭盖，加入盐、鸡粉、胡椒粉，搅匀调味，盛出煮好的淡菜竹笋筒骨汤，装碗即可。

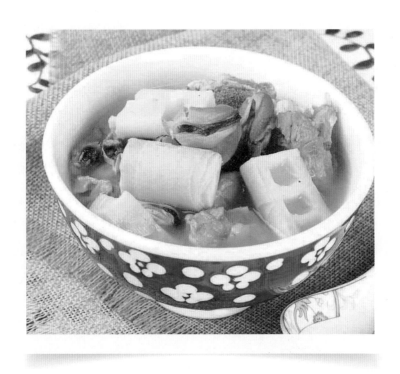

莲藕

清热润肺

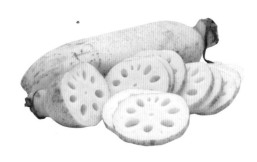

性味： 性凉，味甘。
归经： 归脾、胃经。

营养成分

莲藕含儿茶酚、右旋没食子儿茶素、新氯原酸以及过氧化物酶、天冬酰胺、维生素C、淀粉及蛋白质。

防治咳嗽的作用

莲藕性凉，具有滋阴养血的功效，经常食用可以补五脏之虚、强壮筋骨、补血养血。生食能清热润肺、凉血行瘀，熟食可健脾开胃，非常适合咳嗽的孩子食用。

儿童食用须知

一般人皆可食用莲藕，尤其适合体弱多病、营养不良、咳嗽肺热以及食欲不振者食用。

温馨提示

平时做饭时，可以将莲藕与糯米、蜂蜜、红枣一起蒸，也可以和排骨炖汤，健脾开胃。购买莲藕时，宜挑选藕节短粗、外形饱满、表皮内里均无伤、颜色微黄、通气孔较大的。鲜藕要存放在阴凉潮湿的地方。

常见搭配及疗效		
莲藕 + 排骨		莲藕能滋阴养血、强壮筋骨，排骨能增强免疫力，二者一起蒸或者炖汤食用，可以健脾开胃、滋阴补肾。
莲藕 + 黑木耳		莲藕能清热健脾，黑木耳有润肠通便的功效，二者一起食用有健脾和胃、润肠通便的功效。

推荐食谱

春色满园 　烹饪方式：炒　　功效：补益脾胃

材料　鸡肉90克，莲藕片80克，山药80克，面粉适量，水发木耳50克，芹菜60克，百合50克，盐3克，鸡粉3克，生抽、食用油各适量

做法　① 往鸡肉块中倒入盐、鸡粉、生抽，拌匀入味。

② 莲藕切片；芹菜切段；木耳切块。

③ 锅内注水烧开，倒入芹菜、木耳、莲藕、百合，煮至断生；将食材盛入碗中待用。

④ 热锅注油烧至七成热，将鸡肉块沾上适量面粉，放入油锅中油炸至金黄色；将油炸的食材盛入碗中待用。

⑤ 备好一个碗，放入莲藕片，摆上鸡肉块。

⑥ 锅底留油，倒入木耳、芹菜、百合炒匀，加入盐、鸡粉炒匀入味后，将炒好的食材盛入碗中即可。

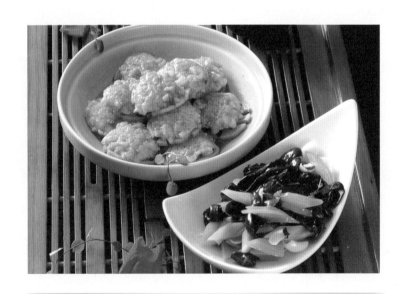

莴笋

健脾和胃

性味：性凉，味甘、苦。
归经：归肠、胃经。

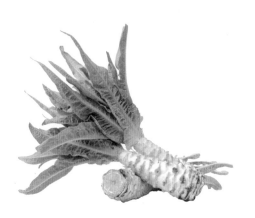

营养成分

莴笋主要含有水分、胡萝卜素、烟酸及锌、铁等。

防治咳嗽的作用

莴笋性凉，有清热的作用。莴苣味道清新且略带苦味，可刺激消化酶分泌，可增强胃液、消化腺的分泌和胆汁的分泌，有健脾和胃的作用，从而促进肺和呼吸道的健康。如果孩子因为肺热咳嗽导致消化不良、食欲不振，可以多吃莴笋。

儿童食用须知

一般人群皆可食用，尤其适合脾胃不佳、肺热咳嗽者食用。

温馨提示

购买时选择质脆、水分充足、不蔫萎、整洁干净的。新鲜的莴笋茎部肥大、脆嫩，味道清香，无杂味，呈淡绿色。莴笋不易储存，建议适量购买，仅够当日食用就好。如果需要储存，去皮洗净后放入冰箱冷藏保存，并尽快食用。

常见搭配及疗效		
莴笋 + 白菜		莴笋能清热，白菜富含多种维生素，能健脾开胃，二者一起食用有清热健脾的功效。
莴笋 + 瘦肉		莴笋富含多种维生素和矿物质，瘦肉能提供优质蛋白质，二者一起炒食能增强免疫力。

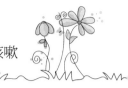

推荐食谱

莴笋莲雾柠檬汁 　烹饪方式：榨汁　功效：润肺清热

材料

去皮莴笋 70 克，莲雾 100 克，柠檬汁 40 毫升

做法

① 洗净去皮的莴笋切块；洗净的莲雾切块，待用。

② 榨汁机中倒入莴笋块和莲雾块，加入柠檬汁，注入 80 毫升凉开水；盖上盖，榨约 20 秒成蔬果汁。

③ 断电后将蔬果汁倒入杯中即可。

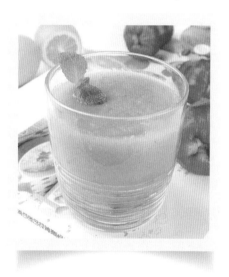

酱臊时蔬 　烹饪方式：炒　功效：清热解毒

材料

莴笋 150 克，红椒 80 克，水发香菇 70 克，盐、鸡粉各 3 克，食用油、蒜末各适量

做法

① 莴笋切长条；红椒切块；香菇切小块。

② 锅内注水烧开，倒入莴笋煮至断生；捞出莴笋待用。

③ 热锅注油，倒入蒜末爆香；倒入红椒、香菇炒香；加入盐、鸡粉、生抽炒匀入味。

④ 将炒好的酱料浇在莴笋上即可。

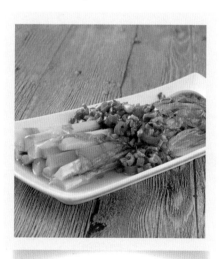

菠菜

增强免疫力

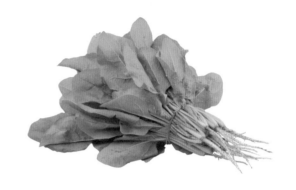

性味： 性凉，味甘、辛。

归经： 归大肠、胃经。

营养成分

菠菜含有蛋白质、碳水化合物、胡萝卜素、维生素C、钙、磷、铁等。

防治咳嗽的作用

菠菜中的胡萝卜素能转化成维生素A，维生素A具有抗呼吸系统感染的作用，能保持组织或器官表层的健康。对于咳嗽的孩子来说，多吃富含维生素A的食物，能修复呼吸道受损黏膜，帮助排出痰液，加快咳嗽的恢复速度。

儿童食用须知

便秘者、贫血者、坏血病患者、咳嗽痰多、过敏者可经常食用菠菜。

温馨提示

购买菠菜应挑选叶色较青、新鲜、无虫害的。用湿纸包好装入塑料袋或用保鲜膜包好放在冰箱里，可保存2天左右。菠菜中的草酸含量较高，直接食用会与人体内的钙形成草酸钙，草酸钙会影响人体对钙的吸收，所以烹炒菠菜前要先焯水，减少草酸含量。

常见搭配及疗效		
菠菜 + 鸡蛋		菠菜富含维生素A，鸡蛋是优质蛋白的重要来源，二者搭配食用，有助于孩子增强免疫力。
菠菜 + 牡蛎		菠菜富含多种维生素和矿物质，牡蛎能温补肾阳，二者搭配食用，味道鲜美，能增强免疫力。

推荐食谱

清炒菠菜 /烹饪方式：炒 功效：增强免疫力 /

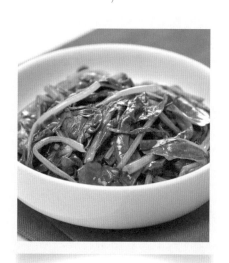

材料

菠菜 350 克，蒜末适量，盐 3 克，鸡粉 3 克，水淀粉适量，食用油适量

做法

① 菠菜择洗干净，切成 3 厘米的段。
② 锅中注入适量清水烧开，放入菠菜，焯 1 分钟，捞出沥水，待用。
③ 炒锅热油，放入蒜末爆香，放入菠菜，翻炒片刻，加入盐、鸡粉，炒匀调味；加入水淀粉勾芡，翻炒均匀后即可出锅。

西蓝花菠菜汁 /烹饪方式：榨汁 功效：清热解毒 /

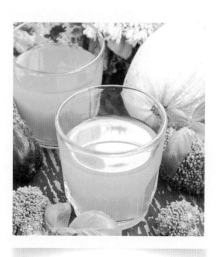

材料

西蓝花 100 克，菠菜 100 克，蜂蜜适量

做法

① 将西蓝花洗净，切成小片。
② 菠菜洗净，去掉根须，切成小段。
③ 将西蓝花和菠菜倒入榨汁机内榨成汁。
④ 依据个人口味添加适量蜂蜜食用。

油菜

健脾润肺

性味：性温，味辛。
归经：归肝、脾经。

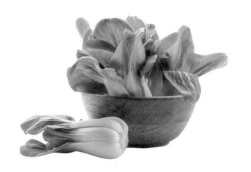

营养成分

油菜中主要含B族维生素、维生素C、烟酸及钙、磷、铁等。

防治咳嗽的作用

油菜含有大量的胡萝卜素和维生素C，可增强免疫力和抗氧化能力，有助于预防孩子感冒生病。

儿童食用须知

油菜特别适宜患口腔溃疡、咽喉肿痛、齿龈出血、牙齿松动、瘀血腹痛者食用。

温馨提示

油菜的叶子有深绿色和浅绿色，浅绿色的质量和口感要好一些。油菜的梗也有青和白之分，白梗的味道较淡，青梗的味道更浓一些。选择外表油亮、没有虫眼和黄叶的较为新鲜。用手轻轻掐一下油菜的梗，如果容易折断，即为新鲜较嫩的油菜。油菜要尽快吃掉，不宜存放太久。烹调时宜选用急火快炒的方式，避免过多破坏营养价值。

常见搭配及疗效

油菜 + 香菇	油菜和香菇都富含膳食纤维，二者搭配食用，适合便秘的孩子，有润肠通便的功效。
油菜 + 青椒	油菜和青椒都是富含维生素和矿物质的优质蔬菜，一起焯水后凉拌或者清炒，能清热健脾。

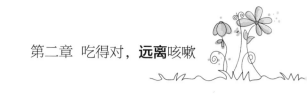

推荐食谱

香菇鸡肉羹 /烹饪方式：炒 功效：助消化 /

材料 鲜香菇40克，上海青30克，鸡胸肉60克，软饭适量，盐少许，食用油适量

做法 ① 汤锅中注入适量清水，用大火烧开。

② 放入洗净的上海青，煮约半分钟至断生。

③ 把煮好的上海青捞出，晾凉备用。

④ 将上海青切成丝，再切成粒，剁碎。

⑤ 洗净的香菇切成片，改切成粒。

⑥ 洗好的鸡胸肉切碎，剁成末。

⑦ 用油起锅，倒入香菇，炒香。

⑧ 放入鸡胸肉，搅松散，炒至转色。

⑨ 加入适量清水，拌匀。

⑩ 倒入适量软饭，拌炒匀，加少许盐，炒匀调味；放入上海青，拌炒匀，盛出即成。

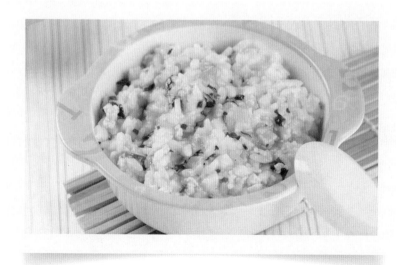

空心菜

清热凉血

性味： 性凉，味甘。

归经： 归肝、心、大肠及小肠经。

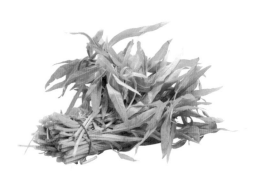

营养成分

空心菜主要含有矿物质、烟酸、胡萝卜素、维生素B_1、维生素B_2、维生素C 等。

防治咳嗽的作用

空心菜含有丰富的维生素C和胡萝卜素，其维生素含量高于大白菜，这些物质有助于增强体质、防病抗病。

儿童食用须知

鼻出血、肺热咳嗽、便秘、咽喉肿痛者适宜食用空心菜。

温馨提示

购买回空心菜后，容易因为失水而发软、枯萎，烹调前放入清水中浸泡半小时，可恢复鲜嫩的质感。空心菜的炒制时间不宜太长，否则会影响口感。挑选空心菜时应选择较为完整、没有根须和黄叶的，叶子越绿表示越新鲜。茎管较细、菜梗偏绿的空心菜口感较为细腻，茎管较粗、菜梗偏白的空心菜口感较脆一些，可以根据自己的喜好进行选择。

常见搭配及疗效

空心菜 + 大蒜	空心菜有清热凉血的功效，大蒜能够杀菌消毒，用蒜蓉炒空心菜，味道清淡鲜美，又能清热解毒。
空心菜 + 西红柿	西红柿味道酸甜，又富含多种维生素，把空心菜与西红柿一起炒着吃，既能开胃，又能帮孩子补充维生素。

推荐食谱

腰果炒空心菜 / 烹饪方式：炒 功效：润肤美容 /

材料 空心菜100克，腰果70克，彩椒15克，蒜末少许，盐2克，白糖、鸡粉、食粉各3克，水淀粉、食用油各适量

做法 ① 洗净的彩椒切片，改切成细丝；锅中注入适量清水烧开，撒上少许食粉，倒入洗净的腰果，拌匀，略煮一会儿，捞出腰果，沥干水分，待用。
② 另起锅，注入适量清水烧开，放入洗净的空心菜拌匀，煮至断生，捞出焯煮好的空心菜，沥干水分，待用。
③ 热锅注油，烧至三成热，倒入腰果，拌匀，用小火炸约6分钟，至其散出香味，捞出炸好的腰果，沥干油，待用。
④ 用油起锅，倒入蒜末爆香，倒入彩椒丝炒匀，放入焯过水的空心菜，转小火，加入少许盐、白糖、鸡粉，用水淀粉勾芡即可。

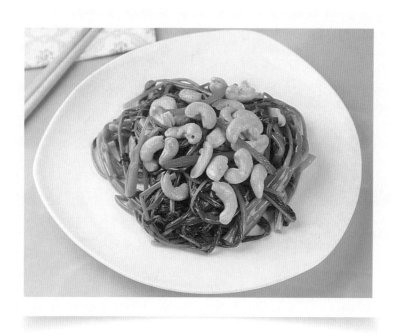

苦瓜

清暑解热

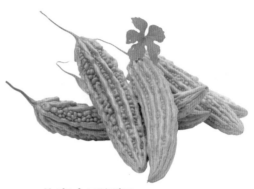

性味： 性寒，味苦。

归经： 归心、肝、脾、肺经。

营养成分

苦瓜含蛋白质、碳水化合物、钙、铁、胡萝卜素、硫胺素、核黄素、烟酸、维生素C等。

防治咳嗽的作用

苦瓜具有清暑热、解肺热、解毒除烦的功效，主治中暑、暑热烦渴、痱子过多、目赤肿痛、肺热咳嗽等。苦瓜含有丰富的维生素C，有较强的抗氧化能力，有助于提高免疫力。

儿童食用须知

暑热烦渴、肺热咳嗽、痱子患者适合食用苦瓜。

温馨提示

苦瓜身上一粒一粒的果瘤，是判断苦瓜好坏的特征。颗粒越大、越饱满，表示瓜肉越厚。如果苦瓜出现黄化，就代表已经过熟，果肉柔软不够脆，失去苦瓜应有的口感。苦瓜煮水擦洗皮肤，可清热止痒祛痱。苦瓜、鸡蛋同食能保护骨骼、牙齿及血管，使铁质吸收得更好，有健胃的功效。

常见搭配及疗效		
苦瓜 + 鸡蛋		苦瓜清暑热、解肺热，鸡蛋富含优质蛋白质，苦瓜炒鸡蛋既能健脾开胃，又能增强免疫力。
苦瓜 + 排骨		苦瓜能清热，排骨是优质蛋白质的来源，用苦瓜和排骨一起炖汤，可以清热健脾。

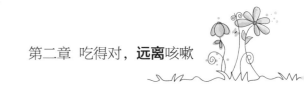

推荐食谱

苦瓜炒鸡蛋 / 烹饪方式：炒　功效：补肾健脾 /

材料　苦瓜350克，鸡蛋1个，蒜末适量，盐2克，鸡粉2克，生抽5毫升，食用油适量

做法
① 苦瓜洗净，切片。
② 鸡蛋打入碗内，加少许盐打散。
③ 用油起锅，倒入蛋液拌匀。
④ 鸡蛋炒熟盛出。
⑤ 热锅注油，倒入蒜末爆香。
⑥ 倒入鸡蛋炒散。
⑦ 倒入苦瓜炒散，加入盐、鸡粉、生抽，炒匀入味。
⑧ 稍微用水淀粉勾芡后，将食材盛入盘中即可。

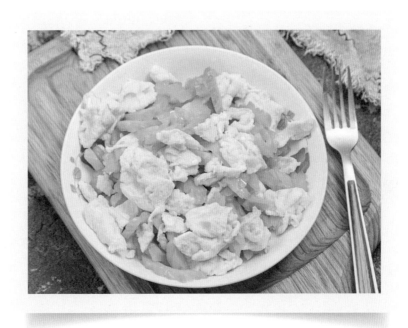

紫甘蓝

增强免疫力

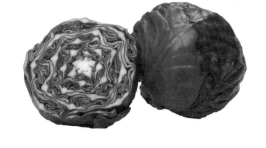

性味： 性平，味甘。

归经： 归脾、胃经。

营养成分

紫甘蓝含有丰富的维生素C、较多的维生素E和维生素B族，以及丰富的花青素甙和纤维素，还有钙、铁、磷等多种矿物质。

防治咳嗽的作用

甘蓝类蔬菜能防治感冒引起的咽喉疼痛，因此为了防止感冒引起的咽喉部炎症，在冬春的感冒高发季节，应当经常吃甘蓝菜。甘蓝菜富含维生素C、维生素E，这些抗氧化成分有助于增强免疫力。

儿童食用须知

感冒、咽喉炎、关节疼痛者均适宜。

温馨提示

紫甘蓝吃法多样，可煮、炒食、凉拌等，因含丰富的色素，是拌色拉或西餐配色的好原料。在炒或煮紫甘蓝时，最好先加少许白醋，否则经加热后会变成黑紫色，影响美观。

常见搭配及疗效

紫甘蓝 + 生菜		紫甘蓝和生菜都是富含维生素的蔬菜，鲜嫩易熟，既可以凉拌生吃，又可以清炒，最适合为孩子补充维生素。
紫甘蓝 + 苹果		紫甘蓝和苹果都富含维生素和膳食纤维，一起做成沙拉食用，有清热下火、润肠通便的功效。

推荐食谱

凉拌紫甘蓝 烹饪方式：凉拌　功效：清热去火

材料

紫甘蓝 200 克，胡萝卜 50 克，香菜少许，酱油、香醋、盐、芝麻油各适量

做法

① 紫甘蓝洗净切丝；胡萝卜洗净，去皮切成细丝；香菜切碎。

② 紫甘蓝、胡萝卜丝装入碗中，撒少许香菜。

③ 加入酱油、香醋、盐、芝麻油搅拌均匀，装入盘中即可。

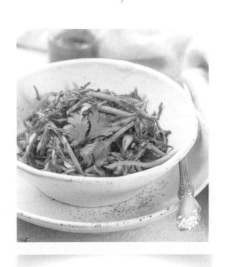

瘦肉炒紫甘蓝 　烹饪方式：炒　功效：减肥瘦身

材料

猪瘦肉 50 克，紫甘蓝 100 克，胡萝卜 100 克，西蓝花 100 克，葱花、蒜末各少许，生抽、蚝油、料酒各少许

做法

① 猪瘦肉、紫甘蓝切丝；胡萝卜切片；西蓝花切成小朵备用。

② 锅中加适量清水烧开，放入西蓝花焯至断生，捞出沥干。

③ 锅中加少许底油，放入猪肉丝，淋适量料酒炒香。

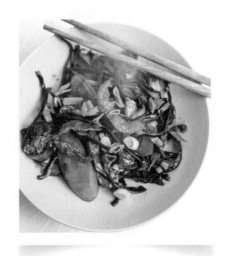

④ 放入胡萝卜、西蓝花和紫甘蓝，加入适量生抽翻炒至食材熟软，加少许蚝油、撒葱花，翻炒均匀即可。

西蓝花

润肺止咳

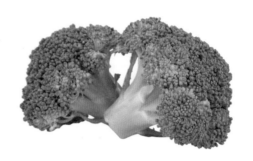

性味：性凉，味甘。

归经：归肾、脾、胃经。

营养成分

西蓝花主要含有胡萝卜素、维生素C及钙、磷、铁、硒等。

防治咳嗽的作用

西蓝花有爽喉、开音、润肺、止咳的功效，还有助于增强免疫功能。西蓝花的维生素C含量极高，不但有利于孩子的生长发育，还能提高免疫功能，促进肝脏解毒，增强体质，增加抗病能力。

儿童食用须知

一般人都可以食用，口干口渴、消化不良、食欲不振、大便干结、肺热咳嗽者宜常吃西蓝花。

温馨提示

购买西蓝花应选择浓绿鲜亮的，若发现有泛黄或者已经开花的，则表示过老或储存太久。有些西蓝花会略带紫色，属于正常现象，并不会影响口感。同样大小花球的西蓝花，选择重的为宜。在烹调西蓝花时，用快炒、清蒸和焯水的方法，既可以保持口感，又能避免大量的营养素流失。

常见搭配及疗效

西蓝花 + 瘦肉	西蓝花富含膳食纤维和维生素，瘦肉富含优质蛋白质，一起食用可以有效增强免疫力。
西蓝花 + 大蒜	西蓝花润肺止咳，大蒜杀菌消炎，炒西蓝花的时候放点蒜蓉，可以清热润肺、健脾消炎，很适合给孩子吃。

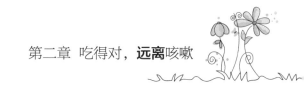

推荐食谱

鸡胸肉炒西蓝花 /烹饪方式：炒　功效：补脾养胃/

材料 鸡胸肉100克，西蓝花200克，小米椒2根，蒜末、酱油、盐、淀粉、胡椒粉、食用油各适量

做法 ① 鸡胸肉切块，加适量酱油、胡椒粉、淀粉抓匀，腌15分钟；西蓝花洗净切成小朵；小米椒切段。
② 热锅加少许底油，放入蒜末、小米椒爆香，放鸡胸肉翻炒至变白。
③ 放入西蓝花翻炒，加少许清水，放盐、酱油，翻炒至所有食材熟透即可。

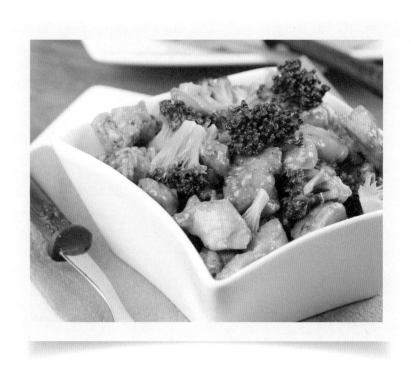

西红柿

清热解毒

性味：性平，味甘、酸。

归经：归肝、肺、胃经。

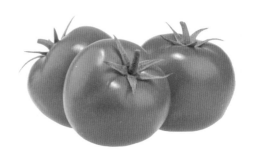

营养成分

西红柿富含有机碱、番茄碱和维生素A、B族维生素、维生素C及钙、镁、钾、钠、磷、铁等。

防治咳嗽的作用

西红柿具有清热解毒、凉血平肝、降低血压、生津止渴、健胃消食等功效。西红柿富含维生素C和番茄红素，能清热解渴、抗氧化，有助于提高免疫力，可起到预防感冒、增强免疫力的作用，对咳嗽的孩子提高抗病能力十分有益。

儿童食用须知

一般人群都适宜食用，尤其适合脾胃不佳、肺热咳嗽者。

温馨提示

购买西红柿要注意，颜色越红，成熟度越好，吃起来的口感越好。外形上，人工催熟的西红柿外形不圆润，多有棱边，口感青涩；自然成熟的西红柿多汁，果肉呈红色，籽呈土黄色，口感较好。用手轻捏西红柿，皮薄有弹性、果实结实说明西红柿的新鲜度和成熟度较好。

常见搭配及疗效

西红柿 + 鸡蛋	西红柿炒鸡蛋是孩子都爱吃的一道菜，既有维生素又有优质蛋白质，有助于孩子增强免疫力。
西红柿 + 牛肉	西红柿炖牛肉非常适合孩子吃，既能健脾和胃，又能补中益气、强身健体。

推荐食谱

西红柿烩花菜 / 烹饪方式：烩 功效：增强免疫力 /

材料 西红柿100克，花菜140克，葱段少许，盐4克，鸡粉2克，番茄酱10克，水淀粉5毫升，食用油适量

做法
① 洗净的花菜切成小块；洗好的西红柿对半切开，切成块，备用。
② 锅中注入适量清水烧开，加入少许盐、食用油，倒入切好的花菜，煮1分钟，至其八成熟，捞出，沥干水分，备用。
③ 用油起锅，倒入西红柿，翻炒片刻，放入焯过水的花菜，翻炒均匀，倒入适量清水。
④ 加入适量盐、鸡粉、番茄酱，翻炒匀，煮1分钟，至食材入味。
⑤ 用大火收汁，倒入适量水淀粉勾芡。
⑥ 放入葱段，快速翻炒均匀，装入碗中即可。

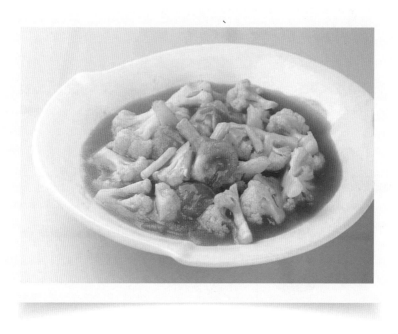

胡萝卜

化痰止咳

性味： 性平，味甘。

归经： 归肺、脾经。

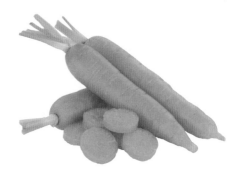

营养成分

胡萝卜中含有丰富的胡萝卜素及大量的糖类、淀粉和维生素B族、维生素C等营养物质。

防治咳嗽的作用

胡萝卜健脾、化滞，对消化不良、久痢、咳嗽患者有益。胡萝卜中富含胡萝卜素，食用后经肠胃消化可分解成维生素A，对于咳嗽的孩子来说，多吃富含维生素A的食物能修复呼吸道受损黏膜，帮助排出痰液，加快咳嗽的恢复速度。

儿童食用须知

一般人群都适宜食用胡萝卜，尤其适合视力不佳、营养不良、食欲不振的孩子，以及患有呼吸道疾病导致肺虚咳嗽、脾胃不佳、消化不良的孩子。

温馨提示

烹调胡萝卜时不要加醋，以免胡萝卜素流失。另外，胡萝卜不宜过量食用。大量摄入胡萝卜素会令皮肤的色素产生变化，变成橙黄色。

常见搭配及疗效

搭配		疗效
胡萝卜 + 黑木耳		胡萝卜健脾化滞，黑木耳富含膳食纤维，既能润肺，又能润肠通便，一起食用有止咳化痰、润肠通便的功效。
西红柿 + 牛肉		胡萝卜中的胡萝卜素属于脂溶性维生素，有脂肪的参与才能更好地分解并且被人体吸收利用。

推荐食谱

胡萝卜冬瓜炒木耳 ╱ 烹饪方式：炒　　功效：润肺止咳 ╱

材料 水发木耳80克，冬瓜100克，胡萝卜50克，蒜末适量，盐2克，鸡粉2克，食用油适量

做法 ① 洗净的冬瓜去皮，切成片；洗净的胡萝卜去皮，切成菱形片；水发木耳切成小朵，待用。
② 锅中注水大火烧开，倒入胡萝卜片、冬瓜片、泡发好的木耳，拌匀，氽煮片刻至断生，将食材捞出，沥水待用。
③ 用油起锅，倒入蒜末，爆香，放入氽煮好的食材，翻炒片刻。
④ 加入盐、鸡粉，炒至入味即可。

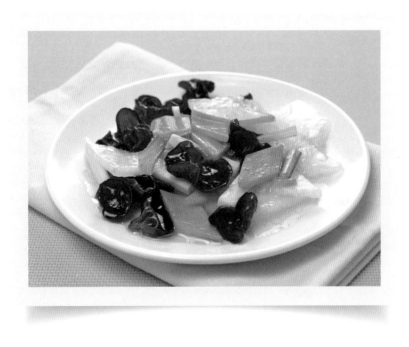

青豆

抗菌消炎

性味： 性温，味甘。

归经： 归脾、胃、大肠经。

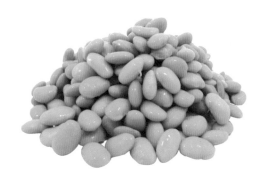

营养成分

青豆富含不饱和脂肪酸和大豆磷脂，以及维生素A、维生素C、维生素K、维生素B族及钙、磷、钾、铁、锌等。

防治咳嗽的作用

青豆具有益中气、止泻痢、调营卫、利小便、消痈肿之功效。青豆中富含多种抗氧化成分，还能消除炎症，具有消炎、广谱抗菌的作用，适合咳嗽的孩子吃。

儿童食用须知

一般人群均可食用青豆，尤其适合呕吐泄泻、脾胃不佳、咽喉有炎症以及咳嗽的孩子食用。

温馨提示

新鲜的青豆颜色翠绿、表皮光滑、籽粒饱满。生的青豆和煮熟的青豆都可放冰箱里冷藏保存2天左右，如果是冷冻，可以保存得更久一些。炒青豆之前应该先焯水断生，这样更容易炒熟。

常见搭配及疗效

搭配		疗效
青豆 + 胡萝卜		青豆能够补中益气，胡萝卜具有明目的功效，二者一起炒着吃，色彩鲜艳、营养丰富，孩子特别喜欢。
青豆 + 山药		青豆可以益气消炎，山药是健脾开胃的药食两用食材，一起食用可以帮助孩子健脾开胃。

推荐食谱

肉末胡萝卜炒青豆 / 烹饪方式：炒　功效：增强体质 /

材料 肉末90克，青豆90克，胡萝卜100克，姜末、蒜末、葱末各少许，盐3克，鸡粉少许，生抽4毫升，水淀粉、食用油各适量

做法 ① 将洗净的胡萝卜切成粒，锅中注水烧开，加入少许盐，倒入胡萝卜粒、青豆，再淋入少许食用油，煮至断生后捞出，沥水，放在盘中，待用。

② 用油起锅，倒入肉末，快速翻炒至其松散，待其色泽变白时倒入姜末、蒜末、葱末，炒香、炒透，再淋入少许生抽，拌炒片刻，倒入焯煮过的食材，用中火翻炒匀，转小火。

③ 调入盐、鸡粉，再翻炒片刻至全部食材熟透，淋入少许水淀粉，用中火炒匀，关火后盛出即可。

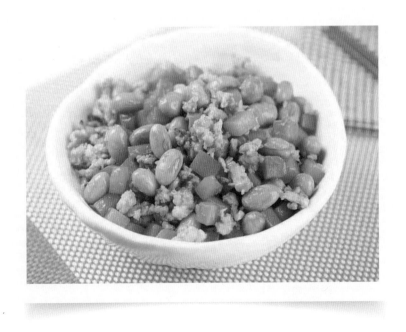

大白菜

通利肠胃

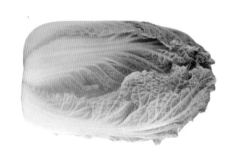

性味： 性平，味甘。
归经： 归肠、胃经。

营养成分

大白菜含丰富的维生素、膳食纤维和抗氧化物质，尤其富含维生素C，还有钙、铁等多种矿物质。

防治咳嗽的作用

大白菜具有通利肠胃、止咳化痰、健脾养胃的功效，尤其适合给肺热咳嗽、有痰的孩子吃。其中富含的维生素C有较强的抗氧化功能，有助于增强免疫力。

儿童食用须知

一般人群都可食用，尤其适合脾胃气虚、大小便不利、维生素缺乏、肺热咳嗽者。

温馨提示

购买大白菜要挑选包得紧实、新鲜、无虫害的。冬天可用无毒塑料袋保存。切大白菜时，宜顺着纹路切，这样大白菜更易熟；烹调时不宜用焯、烫后挤汁等方法，否则易造成营养素的大量流失。

常见搭配及疗效

搭配		疗效
大白菜 + 豆腐		大白菜富含多种维生素和矿物质，豆腐富含优质植物蛋白，有润肺健脾的功效。
大白菜 + 虾		大白菜补中益气，虾可以补充优质蛋白质，二者一起食用，有助于增强孩子的抵抗力，强身健体。

推荐食谱

枸杞白菜 / 烹饪方式：煮   功效：润肺明目 /

材料 大白菜200克，枸杞3克，盐2克，味精2克，水淀粉、食用油各适量

做法 ① 把洗净的大白菜的菜叶和菜梗切分开。

② 将菜梗切成条，菜叶成条，备用。

③ 锅中倒入适量清水烧开，加入少许食用油，倒入大白菜，煮约4分钟至熟。

④ 将煮好的大白菜捞出，装入盘中，备用。

⑤ 另起锅，锅中倒入少许清水，加入少许食用油、盐，煮沸。

⑥ 倒入洗净的枸杞，煮约1分钟，加入味精，倒入水淀粉搅拌均匀。

⑦ 关火，将汤汁盛出，浇在大白菜上即可。

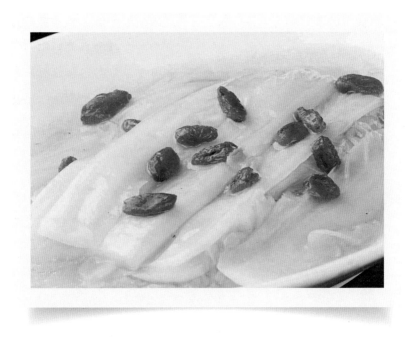

芦笋

增强免疫力

性味： 性凉，味苦、甘。

归经： 归肺经。

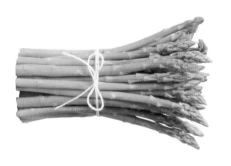

营养成分

芦笋中含有丰富的胡萝卜素、维生素、膳食纤维和多种矿物质。

防治咳嗽的作用

芦笋归肺经，富含维生素和胡萝卜素，有助于修复呼吸道受损黏膜，帮助排出痰液，加快咳嗽的恢复速度，还能预防感冒、增强免疫力，对咳嗽的孩子提高抗病能力十分有益。

儿童食用须知

一般人群都宜食用，尤其适合咳嗽痰多的人。

温馨提示

购买芦笋时，要选形状正直、笋尖花苞紧密、未长腋芽、没有水伤腐臭味、表皮鲜亮不萎缩的。贮存时宜用报纸卷好，置于冰箱冷藏。芦笋中的叶酸很容易被破坏，如果想通过食用芦笋补充叶酸，则应该避免高温烹煮，最好用微波炉小功率热熟。

常见搭配及疗效

芦笋 + 牛肉		芦笋富含多种维生素和矿物质，牛肉是补中益气的佳品，二者一起食用，有补气健脾、增强体质的功效。
芦笋 + 鸡蛋		芦笋清热健脾，鸡蛋可以补充优质蛋白质，二者一起食用，有助于孩子增强免疫力。

推荐食谱

芦笋佐鸡蛋 ／ 烹饪方式：炒   功效：护眼明目 ／

材料 芦笋15根，鸡蛋1个，盐、百里香、橄榄油各适量

做法
① 鸡蛋放入热水锅中煮熟，捞出，放凉后去壳，蛋白剁碎，蛋黄压成末，再将蛋白碎和蛋黄末拌匀，待用。
② 锅里倒入适量橄榄油烧热，放入绿芦笋煎成漂亮的油绿色，撒上少许盐，继续煎1分钟至熟，盛盘待用。
③ 锅底留油，倒入鸡蛋末，撒入少许盐，放入百里香碎，翻炒均匀，盛入装有芦笋的盘中即可。

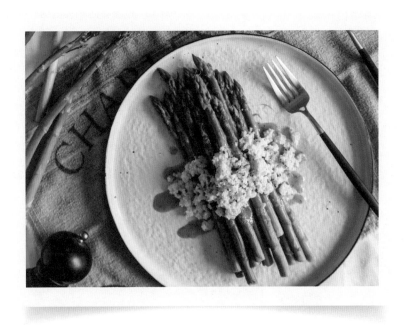

花菜

清肺热

性味：性凉，味甘。
归经：归肝、肺经。

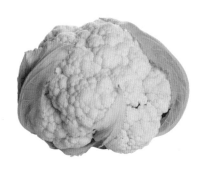

营养成分

花菜含丰富的维生素C、维生素A原、维生素B$_1$、维生素B$_2$及钙、磷、铁等。

防治咳嗽的作用

花菜是含有类黄酮最多的食物之一，可以防止感染，有助于缓解呼吸道感染。维生素A具有抗呼吸系统感染的作用，对于咳嗽的孩子来说，能修复呼吸道受损黏膜，帮助排出痰液，加快咳嗽的恢复速度。

儿童食用须知

一般人群都适宜食用，尤其适合咳嗽痰多的人食用。

温馨提示

新鲜花菜的颜色呈嫩白色或乳白色。尽量选花球紧密结实、尚未散开的。新鲜的花菜叶子呈翠绿色，若叶子已经萎缩甚至枯黄，说明花菜已经不新鲜。将花菜放入保鲜袋密封，放进冰箱冷藏或放置在阴凉干燥处，都能保存一段时间。烹调过程中避免长时间水煮，可保护营养成分不会大量流失。

常见搭配及疗效

花菜 + 西红柿		花菜和西红柿都是富含维生素的蔬菜，二者一起炒着吃，酸酸甜甜很开胃，还能清热润肺。
花菜 + 瘦肉		花菜补中益气，瘦肉富含优质蛋白质，既能润肺补气，又能强身健体。

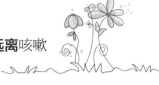

推荐食谱

肉酱花菜泥 ╱ **烹饪方式：** 炒　　**功效：增强免疫力** ╱

材料 ┃ 土豆120克，花菜70克，肉末40克，鸡蛋1个，盐少许，料酒2毫升，食用油适量

做法 ┃
① 将去皮洗好的土豆切厚块，改切成条；洗净的花菜切成小块，再切碎；鸡蛋打入碗中，取蛋黄，备用。
② 用油起锅，倒入肉末，翻炒至转色，淋入适量料酒炒香，倒入蛋黄，快速拌炒至熟，把炒好的蛋黄肉末盛出备用。
③ 蒸锅置旺火上，用大火烧开，放入土豆、花菜，盖上盖，用中火蒸15分钟至食材完全熟透，取出。
④ 将土豆倒入大碗中，用勺子压成泥，放入少许盐，加入熟花菜末、蛋黄肉末，快速搅拌均匀至入味即成。

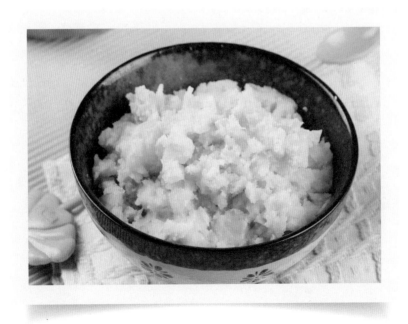

黄瓜

清热解毒

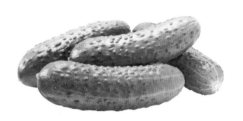

性味：性凉，味甘、苦。
归经：归脾、胃、大肠经。

营养成分

黄瓜富含蛋白质、糖类、维生素B_2、维生素C、维生素E、胡萝卜素、烟酸、钙、磷、铁等营养成分。

防治咳嗽的作用

黄瓜具有除热、利水利尿、清热解毒的功效，主治烦渴、咽喉肿痛、脾胃不佳、便秘等。黄瓜富含多种维生素，其中的维生素C尤其丰富，对缓解咳嗽痰多、肺热有益，可以给孩子生吃黄瓜，既能补水，又能润肺止咳。

儿童食用须知

一般人群都适合食用，尤其适合肺热咳嗽、咽喉肿痛、脾胃不佳、便秘的孩子食用。

温馨提示

购买黄瓜时要注意，新鲜黄瓜表皮带刺，如果没有刺，说明生长期过长、采摘后放置时间较长，新鲜程度已经下降。瓜刺小而密的黄瓜口感比较好。新鲜的黄瓜呈深绿色，发绿发黑，且口感相对较好。

常见搭配及疗效		
黄瓜 + 鸡肉		黄瓜清热解毒，鸡肉补气滋阴，黄瓜和鸡肉一起炒，再加一个西红柿，酸甜适口，孩子吃了可强身健体。
黄瓜 + 西红柿		黄瓜和西红柿都是富含维生素和膳食纤维的蔬菜，一起凉拌食用，可以润肺清热。

推荐食谱

黄瓜细卷 / 烹饪方式：卷　功效：健脾养胃 /

材料

黄瓜 80 克，海苔适量，米饭 100 克

做法

① 黄瓜切丁。

② 将海苔摊开，放入米饭，卷成卷。

③ 用刀切成等长的段卷成卷。

④ 往寿司卷中撒上适量的黄瓜丁即可。

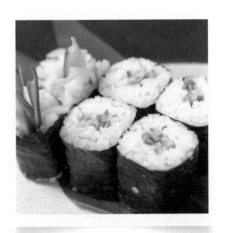

黄瓜米汤 / 烹饪方式：煮　功效：生津止渴 /

材料

水发大米 120 克，黄瓜 90 克

做法

① 洗净的黄瓜切成片，再切丝，改切成碎末，备用。

② 砂锅中注入适量清水烧开，倒入洗好的大米，搅拌匀。

③ 盖上锅盖，烧开后用小火煮 1 小时至其熟软。

④ 揭开锅盖，倒入黄瓜末，搅拌均匀，再盖上锅盖，用小火继续煮 5 分钟，揭开锅盖，搅拌一会儿。

⑤ 将煮好的米汤盛出，装入碗中即可。

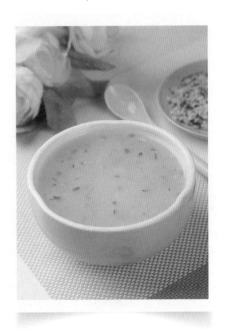

银耳

养阴润肺

性味：性平，味甘。
归经：归胃、大肠经。

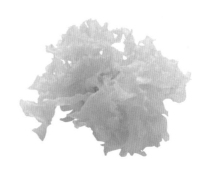

营养成分

银耳主要含蛋白质、糖类、粗纤维、维生素B$_1$、维生素B$_2$、烟酸及钙、磷、铁等。

防治咳嗽的作用

银耳有"菌中之冠"的美称，是滋补佳品，具有养阴润肺、益气生津、止咳的功效，主要针对咽喉干痒、干咳少痰或干咳无痰等症状，如慢性咽炎、气管炎、肺结核等。父母可以在煮粥、炖猪肉的时候放一些银耳给孩子吃。

儿童食用须知

银耳适合大多数人食用，尤其适合肺热咳嗽、肠胃炎、便秘的人。

温馨提示

银耳因色泽而得名，但是选购的时候并不是越白的银耳越好，应选择白色银耳中略微带黄色的。优质的银耳间隙均匀，质感蓬松，肉质肥厚，没有杂质、霉斑和严重破损。银耳在食用之前要用温水充分泡发、洗净，摘除其杂质。银耳储存时应保存在通风、避光处，尽量避免长时间存放。

常见搭配及疗效		
银耳 + 马蹄		银耳能润肺止咳，马蹄可以清热降火，银耳和马蹄一起煮汤给孩子喝，有助于润肺清热。
银耳 + 红枣		银耳润肺，红枣补血补气，银耳和红枣一起煮汤给孩子喝，能补中益气。

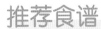

推荐食谱

大枣银耳莲子羹 / 烹饪方式： 煮　功效：润肺止咳 /

材料

水发银耳 150 克，水发莲子 100 克，红枣 50 克，冰糖 40 克

做法

① 银耳切成小朵；莲子去心；红枣去核。
② 砂锅中注入适量清水烧开，倒入莲子、银耳、红枣，拌匀。
③ 大火煮开转小火煮 1 小时至熟。
④ 加入冰糖，拌匀，续煮 10 分钟至冰糖溶化即可。

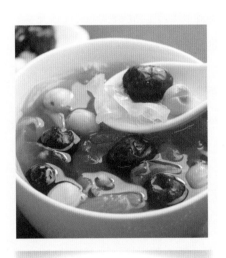

银耳莲子马蹄羹 / 烹饪方式： 煮　功效：清心润肺 /

材料

水发银耳 150 克，去皮马蹄 80 克，水发莲子 100 克，枸杞 15 克，冰糖 40 克

做法

① 洗净的马蹄切碎；洗净的莲子去心。
② 砂锅中注入适量清水烧开，倒入马蹄、莲子、银耳，拌匀。
③ 加盖，大火煮开转小火煮 1 小时至熟。
④ 揭盖，加入冰糖、枸杞，拌匀。
⑤ 加盖，续煮 10 分钟至冰糖溶化。
⑥ 揭盖，稍稍搅拌至入味，盛出即可。

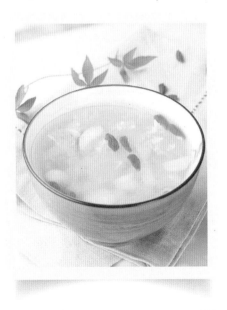

黑木耳

提高免疫力

性味： 性平，味甘。
归经： 归肺、胃、肝经。

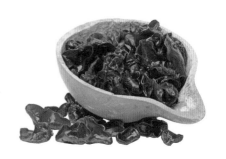

营养成分

黑木耳主要含蛋白质、脂肪、胡萝卜素、维生素 B₁ 及钙、磷、铁等。

防治咳嗽的作用

黑木耳营养丰富，含有蛋白质、脂肪、磷、铁等营养元素，被誉为"菌中之冠"，具有降脂降血压、化痰止咳的功效。黑木耳中所含的铁有补血、活血的功效，能够提高免疫力。

儿童食用须知

一般人群都适合食用黑木耳，尤其适合缺铁性贫血、便秘者食用。

温馨提示

购买黑木耳需注意，上品黑木耳大小适度，耳瓣微微展开，朵面乌黑有光泽。干黑木耳保存时尽量抽空袋子里面的空气，已经长霉的木耳千万不能食用。干制木耳食用前需要泡发洗净，尽量用温水泡发，缩短泡发时间，泡好后用流水清洗两到三遍。如果黑木耳泡多了，可冰箱冷藏24小时，超过24小时后，不管是否变质都不能食用了。

常见搭配及疗效

黑木耳 + 瘦肉		黑木耳可以润肺、润肠，瘦肉可以补中益气，二者一起食用有助于增强免疫力。
黑木耳 + 黄瓜		黑木耳和黄瓜都富含膳食纤维，可以一起凉拌食用，有清肺润肠的功效。

推荐食谱

木耳炒百合 / 烹饪方式：炒　功效：养阴清热 /

材料　水发木耳200克，鲜百合100克，南瓜50克，荷兰豆50克，盐3克，香油少许，食用油适量

做法
① 南瓜去皮，切成薄片；荷兰豆择去豆头、豆尾；鲜百合剥瓣。
② 锅中注水烧开，放入少许盐、食用油，倒入木耳煮3分钟后，捞出浸入冷水中待用。
③ 百合、南瓜、荷兰豆也分别入沸水中汆烫，捞出浸入冷水中待用。
④ 炒锅放油烧至七成热，倒入焯好并沥干水的木耳、百合、南瓜和荷兰豆，调入盐，爆炒均匀，淋入少许香油，即可出锅。

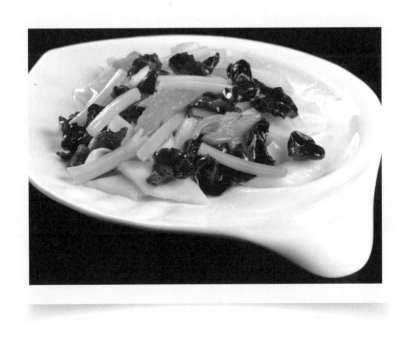

紫薯

抗氧化

性味： 性平，味甘。
归经： 归胃、肝、大肠经。

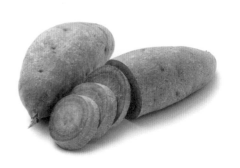

营养成分

紫薯含有丰富的膳食纤维、花青素，以及锌、铁、磷等多种矿物质，维生素C、B、A等8种维生素。

防治咳嗽的作用

紫薯含有丰富的膳食纤维、维生素、胡萝卜素等多种功能性因子，具有抗氧化、抗肿瘤、预防高血压、增强机体免疫力等多种功能。紫薯中的花青素可以直接与自由基结合，起到抗氧化的作用，对于经常咳嗽的孩子来说，能提高免疫力，少生病，少咳嗽。

儿童食用须知

一般人群都适宜食用紫薯，尤其适合便秘、免疫力较弱的人群。

温馨提示

购买紫薯要挑选表皮完整干净、没有坑坑洼洼的。不要挑圆滚滚的，纺锤形状的紫薯味道要好一些。不要买表皮呈黑色或褐色斑点的紫薯。发芽紫薯口感较差，尽量不要挑选。紫薯要放在通风阴凉处，注意不要跟土豆放在一起，否则容易发芽。

常见搭配及疗效

搭配		疗效
紫薯＋玉米		紫薯和玉米都有抗氧化的作用，早上蒸一些紫薯、玉米等粗粮给孩子做早餐是很好的，能增强抵抗力。
紫薯＋山药		紫薯能够抗氧化，山药可以固肾涩精、生津止渴，紫薯和山药一起煮粥给孩子喝，可以提高免疫力。

推荐食谱

紫薯卷 / 烹饪方式：蒸　功效：防止肥胖 /

材料 　紫薯泥100克，椰浆25毫升，低筋面粉500克，酵母5克，白糖20克，泡打粉适量

做法　① 往备好的紫薯泥里加入白糖、椰浆，拌成可以捏成团状的状态。紫薯馅完成。

② 取一碗，倒入低筋面粉，加入酵母混匀后，再用刮板将面粉开窝。

③ 将泡打粉撒在面粉上，再加入白糖，加入适量清水拌匀，揉搓成光滑、有弹性的面团。

④ 取部分面团，用擀面杖将面团擀成面片。用面皮对折，再用擀面杖擀平，反复操作2～3次，使面片均匀、光滑。

⑤ 往面皮中涂上适量的紫薯泥，用刀切成数个大小相同的馒头生坯。

⑥ 把馒头生坯放入水温为30℃的蒸锅中，盖上盖，发酵30分钟，用大火蒸8分钟即成。

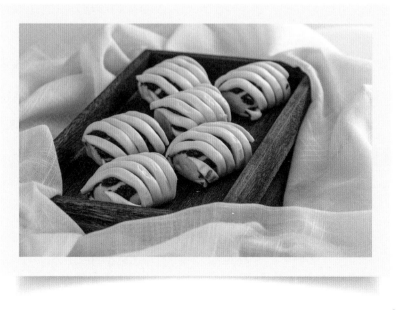

薏米

利水健脾

性味： 性微寒，味甘、淡。
归经： 归脾、胃、肺经。

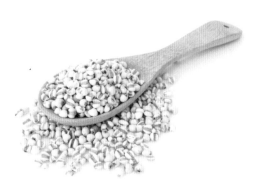

营养成分

薏米富含优质蛋白质、碳水化合物、脂肪、矿物质和维生素，还含有丰富的多糖、脂肪酸与酯类化合物、黄酮类化合物、三萜类化合物等多种活性成分。

防治咳嗽的作用

薏米具有利水、健脾、清热排脓的功效，是中医里的养胃健脾三宝之一，营养价值很高，易于人体消化吸收。多吃薏米利于脾胃养护。只要守护好孩子的脾和肺，孩子就很少咳嗽，就算咳嗽也很快就会自然好转。

儿童食用须知

一般人群都适宜食用薏米，尤其适合脾胃不佳、肺热咳嗽的人。

温馨提示

购买薏米要看是否有光泽，有光泽的薏米颗粒饱满，成熟得比较好，营养价值也最高。好的薏米颜色一般呈白色或黄白色，色泽均匀，带点粉性，非常好看。如果觉得薏米性味寒凉，可以加入红枣、红糖、姜之类的温补型食物，能有效缓解薏米的寒凉之性。父母可以给孩子煮薏米红枣粥，方便简单。

常见搭配及疗效

薏米 + 山药		薏米可以清热健脾，山药有固肾涩精、生津止渴的功效，二者一起搭配食用，可以祛湿健脾。
薏米 + 红枣		薏米是健脾利水的佳品，红枣可以补中益气、补血，一起煮粥给孩子吃，可以增强免疫力，强身健体。

推荐食谱

绿豆薏米粥 / 烹饪方式： 煮　功效：清热降火

材料

水发绿豆 80 克，水发薏米 50 克，白糖 5 克

做法

① 砂锅中注入适量清水烧开，倒入绿豆、薏米。

② 盖上锅盖，烧开后用小火煮约 40 分钟，至食材熟透。

③ 揭开锅盖，加入少许白糖，搅拌匀，煮至白糖溶化。

④ 关火后盛出，装入碗中即可。

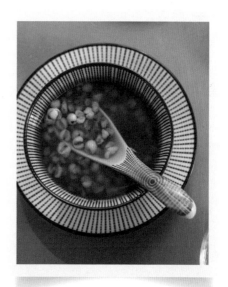

薏米大麦南瓜饭 / 烹饪方式：煮　功效：健脾消食

材料

薏米 50 克，大麦 50 克，南瓜 100 克，山药 100 克

做法

① 薏米、大麦分别淘洗净，加清水浸泡 3 小时，捞出沥干水。

② 南瓜、山药分别洗净，切小丁备用。

③ 电饭煲中加入泡好的薏米、大麦。

④ 加入适量清水，加入南瓜、山药丁，加盖按下煮饭键，待饭熟即可。

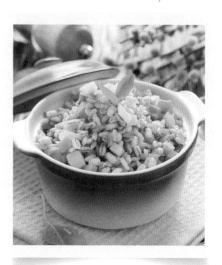

山药

强健机体

性味： 性平，味甘。

归经： 归脾、肺、肾经。

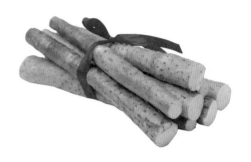

营养成分

山药主要含多种氨基酸、糖蛋白、黏液质、胡萝卜素、维生素 B_1、维生素 B_2、淀粉酶及矿物质等。

防治咳嗽的作用

山药为中医"上品"之药，具有固肾涩精、生津止渴、强健机体的功效，经常食用可以健脾补虚。山药对健脾益胃的效果明显，《本草纲目》中认为山药能"益肾气、健脾胃、止泻痢、化痰涎、润毛皮"。脾胃养好了，肾气稳固了，肺的功能自然得到增强，孩子就不容易咳嗽。

儿童食用须知

山药适宜肺热咳嗽、脾胃不佳者食用。

温馨提示

购买山药的时候要注意，相同大小的山药要选择重一些的。同一品种的山药须毛越多越好，这样的山药口感较好。新鲜山药的横切面呈白色，一旦出现黄色或者红色，此类山药的新鲜度已经降低，尽量不要购买。若山药表皮出现褐色斑点、外伤或破损，不建议购买。

常见搭配及疗效

搭配		疗效
山药＋大米		山药能够生津止渴，和大米一起煮粥给孩子喝，有补中益气、清热止咳的功效。
山药＋百合		山药健脾清热，百合是药食两用的食材，有润肺的作用，二者一起食用可以润肺健脾。

推荐食谱

山药玉米汤 / 烹饪方式：煮 功效：养胃健脾 /

材料

玉米粒 70 克，去皮山药 150 克，盐 2 克，鸡粉 2 克，食用油适量

做法

① 锅中注入适量清水煮开，倒入玉米、山药拌匀。

② 加盖，中火煮 15 分钟。

③ 揭盖，加入适量盐、鸡粉、食用油，拌匀入味。

④ 关火后将汤汁盛入碗中即可。

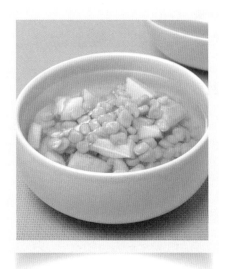

粗粮一家亲 / 烹饪方式：蒸 功效：促进胃肠蠕动 /

材料

玉米 200 克，山药 200 克，紫薯 200 克，花生 100 克，土豆 300 克

做法

① 将玉米切段；山药切段；紫薯切段。

② 蒸锅注水，隔水放入所有食材。加盖，大火蒸 20 分钟。

③ 揭盖，将蒸好的食材取出即可。

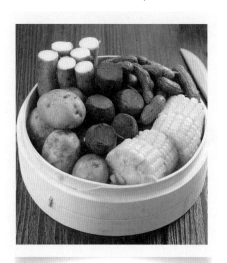

黑豆

祛风除热

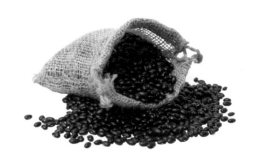

性味：性平，味甘。

归经：归心、肝、肾经。

营养成分

黑豆含有丰富的蛋白质、脂肪、维生素、花青素及钙、锌、铜、镁、钼、硒、氟等。

防治咳嗽的作用

黑豆被称为"补肾之果"，药食俱佳，可以祛风除热、解毒利尿，孩子多吃黑豆可以防止因久咳引起的伤肾问题。黑豆的皮含有花青素，是很好的抗氧化剂来源，能增强人体的免疫力，在食用时可以不用去掉黑豆皮。

儿童食用须知

黑豆适合一般人群食用，尤其适合免疫力不佳、贫血的孩子和久咳引起肾虚的孩子食用。

温馨提示

黑豆不易消化，孩子不可一次食用太多。在日常膳食中，父母最好将其制成豆浆或煮烂食用。黑豆在烹调上的用途很广，可作为粮食直接煮食，也可磨成豆粉单独食用，还可与其他面粉混合食用。

常见搭配及疗效		
黑豆 + 玉米		黑豆可以祛风除热，玉米能补中益气，将黑豆和玉米一起煮粥或者做成豆浆给孩子喝，可以增强免疫力。
黑豆 + 大米		黑豆可以祛风除热、清热利尿，和大米一起煮粥或者做成豆浆，经常给孩子喝，有健脾补肾的功效。

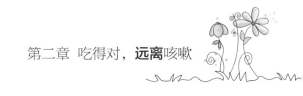

推荐食谱

黑芝麻黑枣豆浆 / 烹饪方式：榨汁　功效：健脾益智 /

材料 | 黑枣 8 克，黑芝麻 10 克，水发黑豆 50 克

做法 | ① 将洗净的黑枣切开，去核，切成小块，备用；将已浸泡 8 小时的
黑豆倒入碗中，注入适量清水，用手搓洗干净，倒入滤网，沥干水分。
② 将备好的黑枣、黑芝麻、黑豆倒入豆浆机中，注入适量清水至水
位线即可，盖上豆浆机机头，选择"五谷"程序，再选择"开始"
键，开始打浆，待豆浆机运转约20分钟，即成豆浆。
③ 将豆浆机断电，取下机头，把打好的豆浆倒入滤网，滤取豆浆，
将滤好的豆浆倒入碗中即可。

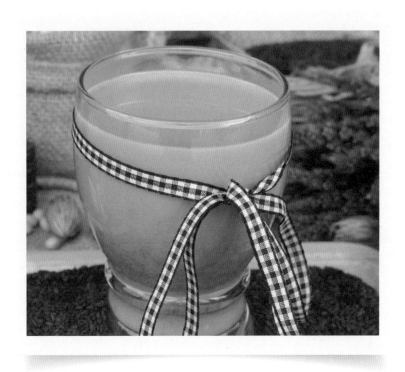

猪肝

补血养血

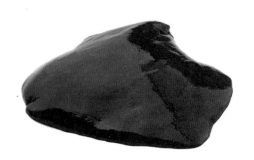

性味：性温，味甘、苦。

归经：归肝经。

营养成分

猪肝主要含蛋白质、脂肪、维生素A、B族维生素以及矿物质等。

防治咳嗽的作用

猪肝含有丰富的营养物质，是理想的补血佳品，具有补肝明目、养血等作用。猪肝中含有的维生素A具有抗呼吸系统感染的作用，能保持组织或器官表层的健康。对于咳嗽的孩子来说，吃适量猪肝有助于补充维生素A。父母可以把猪肝做成猪肝汤给孩子吃，这样易消化，也好吸收。

儿童食用须知

适宜贫血、痰多咳嗽者食用。

温馨提示

优质的猪肝呈深褐色，用手指稍微用力去戳猪肝，若比较柔软，这样的猪肝质量较好。烹调猪肝一定要熟透，烹调时切忌"快炒急渗"，更不可为求鲜嫩而"下锅即起"。要做到煮熟炒透，使猪肝完全变成灰褐色，看不到血丝才好，以确保食用安全。

常见搭配及疗效

猪肝 + 瘦肉		猪肝瘦肉汤是一道补血佳品，有补血益气的功效，可以给孩子每周喝一次。
猪肝 + 鸡蛋		猪肝能补肝明目、补血养血，和鸡蛋一起食用，能增强免疫力。

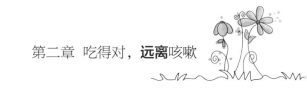

推荐食谱

胡萝卜猪肝粥 / 烹饪方式：煮　功效：益气补血 /

材料　胡萝卜 90 克，猪肝 90 克，水发大米 300 克，盐 3 克，鸡粉 3 克，
胡椒粉 4 克

做法　① 洗好的胡萝卜切片。

② 锅内注水烧开，倒入猪肝，煮至熟软。

③ 将猪肝捞出，切碎待用。

④ 砂锅注水烧开，倒入大米。

⑤ 盖上盖，烧开后转小火煮约30分钟至大米熟软。

⑥ 揭盖，倒入猪肝、胡萝卜拌匀，继续煮5分钟。

⑦ 加入少许鸡粉、盐、胡椒粉，拌匀调味。

⑧ 拌煮片刻，至食材入味后，盛入碗中即可。

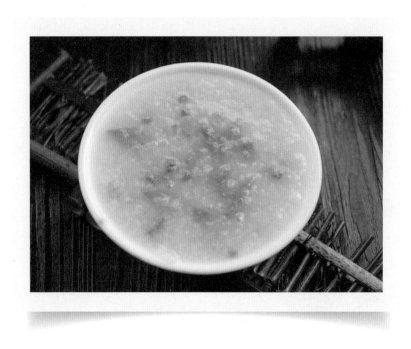

鸡蛋

增强免疫力

性味： 性平，味甘。

归经： 归肺经。

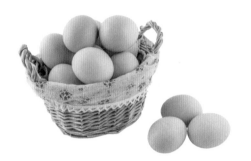

营养成分

鸡蛋中主要含有蛋白质、脂肪、磷脂等，尤其是蛋黄中含有丰富的卵磷脂、固醇类、卵磷脂以及钙、磷、铁、维生素A、维生素D及B族维生素。

防治咳嗽的作用

鸡蛋富含高蛋白，并且含有铁、锌、钙等多种微量元素，以及多种维生素，有利于增强身体的全面素质，可起到预防感冒、增强免疫力的作用，对咳嗽的孩子来说，是非常好的食物。

儿童食用须知

适宜大部分人食用，尤其适合抵抗力较弱的孩子。

温馨提示

购买鸡蛋首先要看鸡蛋外壳是否干净和完整，有没有破碎的痕迹和发霉的污点。轻轻摇一下，新鲜的鸡蛋音实而且无晃动感，而存放时间长的鸡蛋可能有一些水声。还可以对着光照一照，看看有没有气室，一般气室很大的就不是新鲜鸡蛋。同样大小的鸡蛋，更重的一般更新鲜。新鲜的鸡蛋打到碗里，一般蛋黄会比较饱满，与蛋清有很明显的分层。

常见搭配及疗效		
鸡蛋 + 红薯		鸡蛋含有优质蛋白质，红薯含有丰富的膳食纤维，一起食用有健脾和胃、强身健体的功效。
鸡蛋 + 西红柿		西红柿炒鸡蛋是孩子都爱吃的一道家常菜，酸甜可口，还能为孩子提供维生素和蛋白质，有助于增强免疫力。

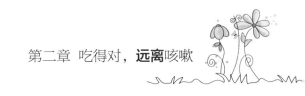

推荐食谱

韭菜炒鸡蛋 / 烹饪方式：炒　　功效：补血活血 /

材料 鸡蛋 2 个，韭菜 50 克，蒜片少许，盐 3 克，食用油适量。

做法 ①韭菜洗净，切成长段。

②鸡蛋打入碗中，打散。

③锅中注油烧热，放入鸡蛋，快速炒熟炒散，盛出待用。

⑤锅底留油，放入蒜片爆香，放入韭菜炒软，放入鸡蛋，翻炒匀，加盐，炒匀即可。

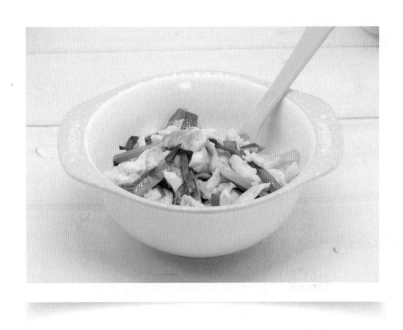

乌鸡

滋阴清热

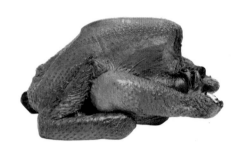

性味： 性平，味甘。
归经： 归肝、肾经。

营养成分

乌鸡富含维生素E、维生素B$_2$、烟酸、磷、铁、钠、钾等营养成分。

防治咳嗽的作用

中医认为，乌鸡具有补肝益肾、益气补血、滋阴清热、健脾止泻的功效。孩子咳嗽后，父母准备一碗乌鸡汤，能有效给小孩补肾。熬汤时，搭配乌鸡的汤滋补效果最佳。煮粥的时候要注意使用砂锅文火慢炖，这样能最大程度保存其中的营养素。

儿童食用须知

乌鸡特别适合体虚血亏、肝肾不足、脾胃不佳的人食用。

温馨提示

选购乌鸡时要注意观察，乌鸡全身皮肤均呈黑色，肌肉和内脏大部分也都是黑色，只有胸肌和腿部的颜色较浅。剁开乌鸡后，鸡骨头骨质乌黑，骨膜细黑发亮。乌鸡肉在烹饪之前需焯水，在焯水时，可在水中放一把花椒和适量生姜片，再倒入适量料酒，这样可以很好地去除腥味。

常见搭配及疗效

搭配		疗效
乌鸡 + 红枣		乌鸡健脾补虚，红枣补中益气、养血补血，乌鸡和红枣一起炖汤，有助于增强抵抗力。
乌鸡 + 山药		乌鸡是补益的，山药是健脾润肺的，二者一起食用，可以健脾补气。

推荐食谱

乌鸡汤 / 烹饪方式：煮　功效：补血养颜 /

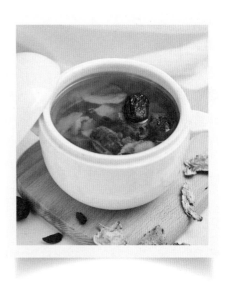

材料

乌鸡块 200 克，山药片 30 克，红枣
20 克，枸杞 10 克，黄芪 5 克，盐 3 克

做法

① 乌鸡块放入沸水锅中汆去血水和脏
污，待用。

② 砂锅注水烧开，放入乌鸡块，再放
入山药片、红枣、枸杞、黄芪，拌匀，
盖上盖，用小火煲 1.5 小时。

③ 揭开盖，放入少许盐，拌匀调味即可。

乌鸡大枣汤 / 烹饪方式：煮　功效：健脾补血 /

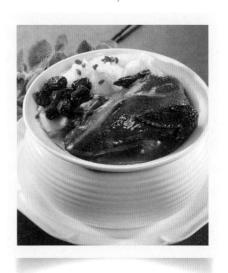

材料

乌鸡 1 只，新鲜海底椰 100 克，红枣
20 克，枸杞 10 克，盐 3 克

做法

① 乌鸡清理干净；海底椰冷冻后取出
剥皮；红枣、枸杞洗净。

② 取大炖锅，放入整只乌鸡，再放入
海底椰、红枣和枸杞，加入清水，与
乌鸡平齐，盖上盖，小火炖 1.5 小时。

③ 撒上盐调味即可。

鸭肉

清肺解热

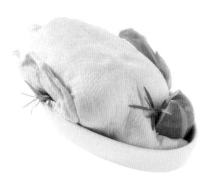

性味：性寒，味甘、咸。

归经：归脾、胃、肺、肾经。

营养成分

鸭肉含丰富的蛋白质、B族维生素、维生素E、不饱和脂肪酸，以及钾、锌、镁等多种矿物质。

防治咳嗽的作用

鸭肉具有养胃滋阴、清肺解热、大补虚劳、利水消肿、保护心脏之功效，可用于治疗咳嗽痰少、咽喉干燥、阴虚阳亢、头晕头痛、水肿、小便不利。

儿童食用须知

适宜营养不良、上火咳嗽、水肿、低热、虚弱、大便秘结者食用。

温馨提示

购买鸭子时应以体表光滑、呈乳白色、形体扁圆、肌肉结实、有凸起的胸肉者为佳。母鸭的腥臊味相对淡一点，烹制时尽量选用母鸭肉。炖汤的鸭要偏老偏瘦，这样肉质才不会太烂或过于油腻。烤鸭则要选肥一点儿的鸭子。如果是炒鸭肉，就要选肥瘦适中且偏嫩的鸭子来做，口感会更好。

常见搭配及疗效

鸭肉 + 石斛		鸭肉可以养胃滋阴、清肺解热，石斛能够活血生津，石斛炖鸭汤是一道补肺益气、润肺生津的佳品。
鸭肉 + 蘑菇		鸭肉养胃滋阴，蘑菇富含多种氨基酸，二者一起食用能够增强免疫力。

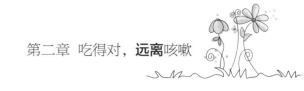

推荐食谱

鸭肉炒菌菇 / 烹饪方式：炒 功效：养胃生津 /

材料 鸭肉 170 克，白玉菇 100 克，香菇 60 克，彩椒、圆椒各 30 克，姜片、蒜片各少许，盐 3 克，鸡粉 2 克，生抽 2 毫升，料酒 4 毫升，水淀粉 5 毫升，食用油适量

做法 ① 洗净的香菇去蒂，再切片；洗好的白玉菇切去根部；洗净的彩椒切粗丝，洗好的圆椒切粗丝；处理好的鸭肉切条放入碗中，加少许盐、生抽、料酒、水淀粉拌匀，倒入食用油，腌渍约 10 分钟，至其入味。
② 锅中注水烧开，倒入香菇、白玉菇、彩椒、圆椒，加少许食用油，煮至断生，捞出焯煮好的食材，沥水备用。
③ 用油起锅，放入姜片、蒜片，爆香，倒入腌好的鸭肉炒至变色，放入焯过水的食材炒匀即可。

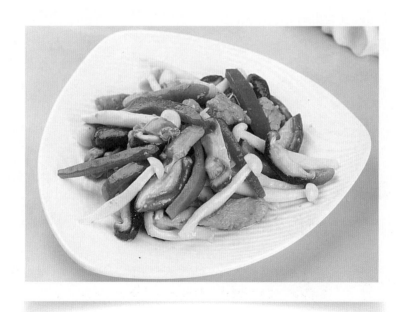

葡萄

补益气血

性味： 性平，味甘、酸。
归经： 归肺、脾、肾经。

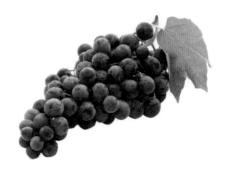

营养成分

葡萄中含有钙、钾、磷、矿物质、铁等，以及维生素 B_1、维生素 B_2、维生素 B_6、维生素 C 和维生素 P 等，还含有多种人体所需的氨基酸。

防治咳嗽的作用

中医认为葡萄有补气血、益肝肾、生津液、强筋骨、止咳除烦、补益气血、通利小便的功效。咳嗽的孩子吃些葡萄，能够润肺清热。葡萄中所含的氨基酸比例合适，可起到

预防感冒、增强免疫力的作用，对咳嗽的孩子提高抗病能力十分有益。

儿童食用须知

适宜肺热咳嗽、大便秘结、气血不足等患者食用。

温馨提示

挑选葡萄时，要选外观新鲜、大小均匀、颗粒饱满、表面有白霜、果梗硬的，这种品质是最好的。买回的葡萄用保鲜袋装好，放入冰箱冷藏即可。

常见搭配及疗效		
葡萄＋橙子		葡萄能够补气血、生津液，橙子可下气消食、化痰止咳，二者一起食用可以补肺益气。
葡萄＋梨		葡萄能补气生津，梨可以止咳化痰、养血生津、润肺去燥，二者一起食用可以清热养肺。

推荐食谱

葡萄梨子汁 / 烹饪方式：榨汁 功效：清热润肺 /

材料

芹菜 30 克，葡萄 50 克，梨 1 个

做法

① 将芹菜洗净，切段。

② 葡萄洗净，去皮，去籽。

③ 梨洗净，去皮，切块。

④ 将原料放入榨汁机中，加入适量冷开水榨成汁，调匀即可。

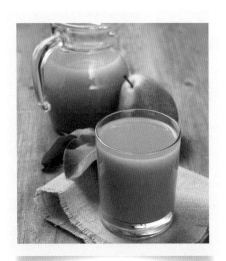

芹菜葡萄汁 / 烹饪方式：榨汁 功效：抗衰老 /

材料

芹菜 20 克，杨桃 50 克，葡萄 50 克

做法

① 将芹菜洗净，切成小段，备用。

② 将杨桃洗净，切成小块。

③ 葡萄洗净后对切，去籽。

④ 将所有原料倒入榨汁机内，加入适量冷开水，榨出汁即可。

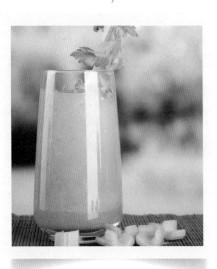

草莓

增强免疫力

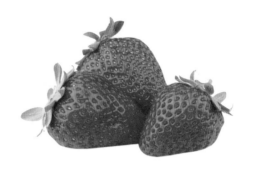

性味： 性凉，味酸、甘。
归经： 归肺、脾经。

营养成分

草莓含有丰富的维生素C、维生素A、维生素E、维生素P、维生素B_1、维生素B_2、胡萝卜素、鞣酸、天冬氨酸、铜、草莓胺、果胶、纤维素、叶酸、铁、钙与花青素等营养物质。

防治咳嗽的作用

草莓性凉，归肺、脾经，对脾胃和肺的健康非常有益。草莓中富含膳食纤维，可促进胃肠道的蠕动，促进胃肠道内的食物消化。草莓中的

多种维生素有助于增强免疫力。

儿童食用须知

草莓适合一般人群食用，尤其适合肺热咳嗽、便秘、脾胃不佳、食欲不振的孩子食用。

温馨提示

购买草莓以颜色均匀、色泽红亮者为佳。正常的草莓表面的籽粒应该是金黄色，内部是鲜红的果肉，没有白色中空的现象。好的草莓具有特有的清香，甜度高，且甜味分布均匀。

常见搭配及疗效		
草莓 + 燕麦		草莓能够润肺清热，燕麦可以润肠通便，二者一起食用有助于清热润肠，尤其适合便秘的孩子。
草莓 + 银耳		草莓能润肺，银耳更是养阴润肺的佳品，二者一起食用可以润肺滋阴、止咳清热。

推荐食谱

蓝莓草莓粥 / 烹饪方式：煮　功效：健脾和胃 /

材料

水发糙米 200 克，蓝莓 40 克，草莓 40 克，白糖 3 克

做法

① 草莓切小块。

② 砂锅注水烧开，放入糙米拌匀。

③ 盖上锅盖，烧开后用小火煮约 30 分钟至糙米熟软。

④ 揭盖，倒入草莓、蓝莓，加入适量白糖拌匀。

⑤ 关火后将粥盛入碗中即可。

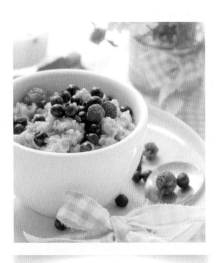

草莓燕麦片 / 烹饪方式：煮　功效：润肠清热 /

材料

燕麦片 200 克，草莓 30 克

做法

① 草莓切块。

② 砂锅中注入适量清水烧开，倒入燕麦片。

③ 加盖，大火煮 3 分钟至熟。

④ 稍煮片刻至食材熟软。

⑤ 揭盖，将草莓燕麦片盛入碗中即可。

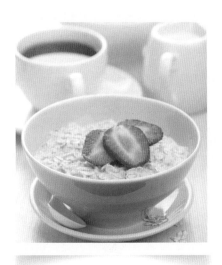

梨

润肺去燥

性味：性凉，味甘。
归经：归肺、胃经。

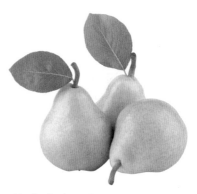

营养成分

梨主要含有糖类、粗纤维、胡萝卜素、维生素 C、膳食纤维及铁等。

防治咳嗽的作用

梨有止咳化痰、养血生津、润肺祛燥、镇静安神等功效，对口渴便秘、头昏目眩、咳嗽痰多患者有良好的食疗作用。多吃梨可以改善呼吸系统功能，起到止咳祛痰、保护咽喉的作用。

儿童食用须知

尤其适合肺热咳嗽、口渴便秘者食用。

温馨提示

购买梨要选果实大小均匀、新鲜饱满，果形端正，带有果柄，表皮无霉烂、冻伤、摔伤的。梨的保存比较简单，用保鲜袋装好放入冰箱，只要保证温度在0~5℃之间，可以保存很久。将梨洗净切块，与适量冰糖、水熬煮，可制成生津润肺的糖水。

常见搭配及疗效

搭配		疗效
梨＋冰糖		梨能止咳化痰、养血生津、润肺祛燥，冰糖和梨一起煮汤给孩子喝，有润肺止咳的功效。
梨＋百合		梨能止咳化痰、润肺祛燥，百合能养阴润肺、清热解毒，二者一起煮汤食用，有养阴清热、止咳化痰的效果。

推荐食谱

柑橘蜂蜜饮 / 烹饪方式：榨汁 功效：润肺止咳 /

材料

梨 1 个，柑橘 1 个，蜂蜜适量

做法

① 将梨去皮洗净，并切块。

② 柑橘去皮洗净，与梨一同放入榨汁机中，加少许纯净水，榨汁。

③ 搅打好后，倒入杯中，加入蜂蜜拌匀即可。

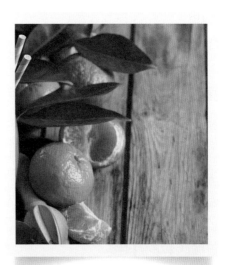

胡萝卜蜂蜜雪梨汁 / 烹饪方式：榨汁 功效：清热润肺 /

材料

胡萝卜 30 克，梨 20 克，蜂蜜适量

做法

① 将胡萝卜洗净，去皮，切成段。

② 梨洗净，去皮去核，切成片。

③ 将原料放入榨汁机中榨汁。

④ 将果汁倒进杯中，加上蜂蜜，搅拌均匀即可饮用。

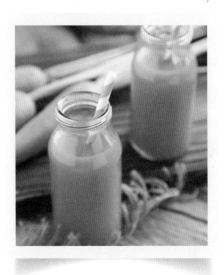

柠檬

生津解暑

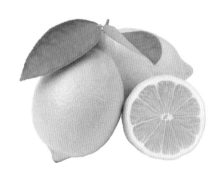

性味： 性微温，味甘、酸。
归经： 归肺、胃经。

营养成分

柠檬富含维生素C、糖类、钙、磷、铁、维生素 B_1、维生素 B_2、烟酸、奎宁酸、柠檬酸、苹果酸、橙皮苷、柚皮苷等。

防治咳嗽的作用

柠檬所含有的维生素C 和芳香挥发成分，可以生津解暑、开胃醒脾，常用于支气管炎、百日咳、食欲不振、维生素缺乏、中暑烦渴等症状。柠檬归肺经，有助于润肺止咳。

儿童食用须知

暑热口干烦躁、消化不良者、维生素C缺乏者、咳嗽痰多者食用。

温馨提示

优质柠檬个头中等，形状类似椭圆，上下两端均突起而稍尖，似橄榄球状，皮色越鲜黄越成熟，具有浓郁的香气。切开的柠檬需覆盖上保鲜膜放入冰箱冷藏，但是保存时间较短。一般将柠檬单独或和其他水果蔬菜一起榨汁喝，或者切片泡水喝。

常见搭配及疗效

搭配		疗效
柠檬＋薄荷		柠檬有生津解暑、开胃醒脾的功效，跟薄荷一起泡水给孩子喝，能够生津解暑。
柠檬＋橙子		柠檬生津、解暑，橙子下气消食、化痰止咳、健脾生津，二者一起食用，可以化痰止咳。

推荐食谱

哈密瓜汁 / 烹饪方式：榨汁 功效：生津止咳 /

材料

哈密瓜 200 克，柠檬汁 10 毫升

做法

① 洗净去皮的哈密瓜切成小块，待用。
② 备好榨汁机，倒入切好的食材。
③ 挤入柠檬汁，倒入少许冷开水。
④ 盖上盖，调转旋钮至 1 档，榨取果汁。
⑤ 将榨好的果汁倒入杯中即可。

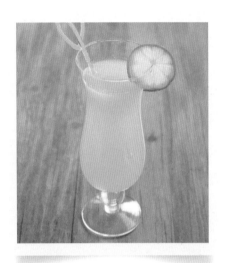

柠檬蔬菜汁 / 烹饪方式：榨汁 功效：止咳化痰 /

材料

香蕉 100 克，柠檬半个，莴笋 50 克，
菠菜 50 克，蜂蜜适量

做法

① 香蕉去皮取肉，切成小块，装入盘中。
② 柠檬去皮，切成薄片。
③ 莴笋去皮，切成小块，入沸水中焯熟。
④ 榨汁机中倒入适量冷开水，将原料
一同放入榨汁机中榨成汁。
⑤ 依据个人口味加适量蜂蜜即可食用。

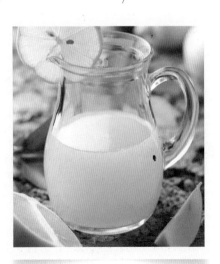

苹果

改善脾胃

性味： 性平，味甘、微酸。
归经： 归脾、肺经。

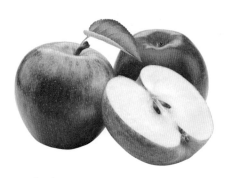

营养成分

苹果含有丰富的维生素C、膳食纤维以及镁、硫、铁、铜、碘、锰、锌等微量元素。

防治咳嗽的作用

苹果性平，归脾、肺经，既能改善脾胃，又可改善呼吸系统和肺功能。只要守护好孩子的脾和肺，孩子就很少咳嗽，就算咳嗽也能很快自然好转。

儿童食用须知

苹果是一种人人宜食的水果，尤其适合脾胃不佳、消化不良、便秘、慢性腹泻、肺热咳嗽的孩子食用。

温馨提示

新鲜苹果结实、松脆，表面有一层白霜，是一种天然蜡质成分，而且色泽好看，质地紧密，略带香味。在日常生活中，苹果一般用来榨汁、做苹果酱，或者直接生吃。

常见搭配及疗效

苹果 + 山药		苹果生津润肺、除烦解暑，山药生津止渴、强健机体，二者一起食用，可以健脾和胃。
苹果 + 银耳		苹果生津润肺，银耳养阴润肺、生津止咳，二者一起食用，有助于润肺清热。

推荐食谱

苹果蜂蜜汁 / 烹饪方式：榨汁 功效：增加食欲 /

材料

包菜 30 克，苹果 50 克，蜂蜜少许

做法

① 将包菜洗净，撕成大块。

② 苹果去皮，切丁。

③ 将以上原料放入榨汁机中，加入适量冷开水搅打成汁，倒入杯中，最后加入蜂蜜，调匀即可。

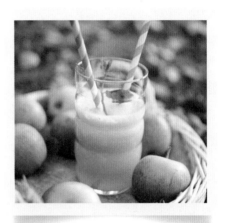

水果沙拉 / 烹饪方式：凉拌 功效：防止便秘 /

材料

白菜叶 2 片，火龙果、香蕉、苹果、哈密瓜、圣女果各适量，沙拉酱适量

做法

① 火龙果、香蕉、哈密瓜均去皮，果肉切成小方块。

② 苹果去核，切小方块；圣女果切十字花刀，掰开，做成小花朵状。

③ 锅中注水烧开，放入洗净的白菜叶，氽至变色，捞出沥干水分，摆入碗中待用。

④ 将火龙果丁、香蕉丁、哈密瓜丁、苹果丁和圣女果码入碗中，挤上适量沙拉酱即可。

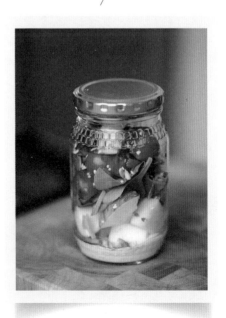

猕猴桃

生津解热

性味： 性寒，味甘、酸。
归经： 归胃、膀胱经。

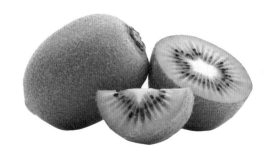

营养成分

猕猴桃中含有果糖、维生素、有机酸、色素，以及猕猴桃碱、类胡萝卜素等。一颗猕猴桃能提供一个人一日维生素C需求量的两倍多，被誉为"维C之王"。

防治咳嗽的作用

猕猴桃有生津解热、调中下气、止渴利尿、滋补强身之功效，富含维生素C以及多种矿物质，有助于提高免疫力。

儿童食用须知

食欲不振者、消化不良者、咳嗽痰多或者干咳者适宜食用。

温馨提示

购买猕猴桃要选择整体坚硬状态的果实。未成熟的果实可以和苹果放在一起，有催熟作用。吃猕猴桃时，去皮比较麻烦，可以先切掉猕猴桃头尾，然后将水果刀插入果皮内侧转动一圈即可。

常见搭配及疗效		
猕猴桃 + 柠檬		猕猴桃能够止渴利尿，柠檬生津解暑、开胃醒脾，二者一起食用能生津解热。
猕猴桃 + 香蕉		猕猴桃生津解热、止渴利尿，香蕉能润肠通便，二者一起食用可以促进消化。

推荐食谱

猕猴桃香蕉汁 / 烹饪方式：榨汁 功效：润肺清热 /

材料

猕猴桃 30 克，香蕉 1 根，蜂蜜适量

做法

① 将猕猴桃洗净，去皮，切成片。

② 香蕉去皮，切成段。

③ 将两种原料放进榨汁机中榨汁，榨成汁后倒进杯中。

④ 加上蜂蜜，搅拌均匀即可。

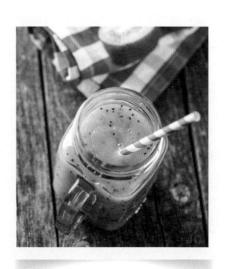

猕猴桃蜂蜜橙汁 / 烹饪方式：榨汁 功效：润肺止咳 /

材料

猕猴桃 30 克，柳橙 20 克，蜂蜜适量

做法

① 将猕猴桃对切，挖出果肉。

② 柳橙对半切开，去皮，切小块。

③ 将处理好的猕猴桃和柳橙放入榨汁机内榨汁。

④ 将果汁倒入杯中，加少许蜂蜜拌匀即可饮用。

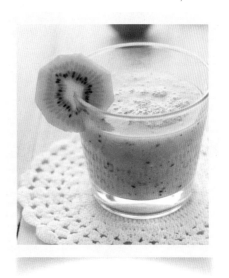

橙子

生津止渴

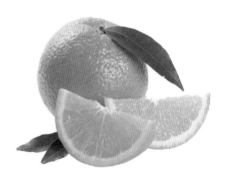

性味：性凉，味甘、酸。
归经：归肺、脾、胃经。

营养成分

橙子含有丰富的果胶、糖类、维生素 B₁、维生素 B₂、维生素 C 及钙、磷、铁等，尤其维生素 C 的含量很高。

防治咳嗽的作用

柚子有助于下气消食、化痰止咳、健脾、生津止渴，非常适合咳嗽的孩子。橙子含有大量维生素 C 和胡萝卜素，有助于修复呼吸道受损黏膜，帮助排出痰液，加快咳嗽的恢复速度。可以给孩子直接吃橙子，也可以蒸一下再吃。

儿童食用须知

胸膈满闷、肺热咳嗽、恶心欲吐者尤其适宜食用。

温馨提示

选购橙子时，要选个头适中、脐眼小、表皮细腻、孔小、有弹性的。为便于储存，可不购买太熟的橙子，买回来的橙子要放在自然通风的位置。橙子除了可直接食用，最常见的吃法是榨成橙汁，或将橙子和其他水果一起榨成果汁。

常见搭配及疗效

橙子 + 柚子		橙子化痰止咳、健脾生津，柚子下气消食、化痰健脾，二者一起食用可以生津止渴。
橙子 + 银耳		橙子下气消食、化痰止咳，银耳养阴润肺、益气生津，二者一起食用可以清热化痰。

推荐食谱

橙子南瓜羹 / 烹饪方式：煮 功效：清除肺热 /

材料 南瓜 200 克，橙子 120 克，冰糖适量

做法 ① 洗净去皮的南瓜切成片备用；洗好的橙子切去头尾，切开，切取果肉，再剁碎。

② 蒸锅上火烧开，放入南瓜片，盖上盖，烧开后用中火蒸约20分钟至南瓜软烂；揭开锅盖，取出南瓜片，放凉备用；将放凉的南瓜放入碗中，捣成泥状，待用。

③ 锅中注入适量清水烧开，倒入适量冰糖拌匀，煮至溶化，倒入南瓜泥，快速搅散，倒入橙子肉拌匀，用大火煮1分钟，撇去浮沫，关火后盛出装碗即可。

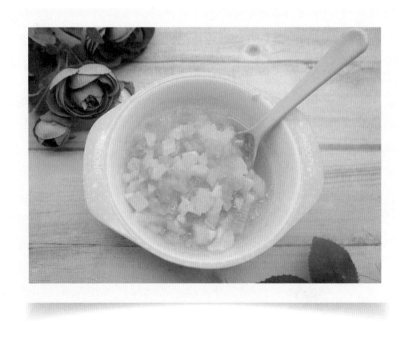

枇杷

清肺止咳

性味: 性凉,味苦。
归经: 归肺、胃经。

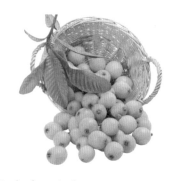

营养成分

枇杷含果糖、蛋白质、纤维素、果胶、钠、钾、铁、钙、磷及维生素B_1、维生素C等。

防治咳嗽的作用

枇杷具有生津止渴、清肺止咳、和胃除逆之功效,对肺热咳嗽、久咳不愈、咽干口渴、胃气不足等症有一定的食疗功效。冷暖交替时节经常食用枇杷,对因风热引起的肺炎、支气管炎、咽炎、鼻出血有很好的疗效。

儿童食用须知

适宜健康人群以及肺热咳嗽、胸闷多痰者食用。

温馨提示

购买枇杷宜选择颜色金黄、颗粒完整、里面有茸毛和果粉的果实。枇杷可用保鲜袋装好,放入冰箱冷藏3天左右。枇杷可以和柚子、百合一起泡茶,做成枇杷柚子百合饮。将枇杷和冰糖倒锅里一起煮,并不停地搅拌,直到枇杷成糊状,可制成枇杷酱。

常见搭配及疗效		
枇杷 + 蜂蜜		枇杷能生津止渴、清肺止咳,蜂蜜能清肺热、消炎止咳,二者一起食用,可以润肺止咳。
枇杷 + 马蹄		枇杷生津润肺、止咳化痰,马蹄能清热,二者一起食用,可以止咳化痰、滋阴清热。

推荐食谱

雪梨枇杷汁 / 烹饪方式：榨汁 功效：润肺化痰 /

材料 雪梨 300 克，枇杷 60 克

做法
① 洗净的枇杷切去头尾，去皮，把果肉切开，去核，将果肉切成小块。
② 洗好去皮的雪梨切开，切成小瓣，去核，把果肉切成小块，备用。
③ 取榨汁机，选择搅拌刀座组合，倒入切好的雪梨、枇杷。
④ 注入适量矿泉水，盖上盖。
⑤ 选择"榨汁"功能，榨取果汁。
⑥ 断电后倒出果汁，装入杯中即可。

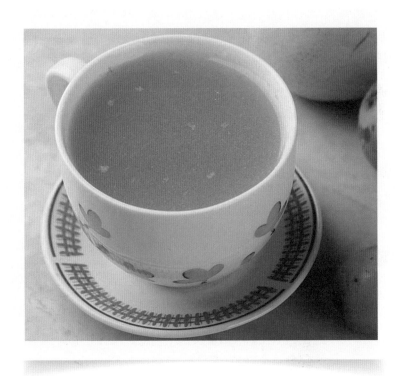

柚子

生津止渴

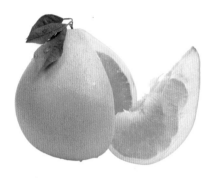

性味：性寒，味甘、酸。
归经：归肺、脾经。

营养成分

柚子味道酸甜，略带苦味，含有丰富的维生素C，是公认的最具有食疗效果的水果，富含胡萝卜素、B族维生素、维生素C、矿物质、糖类及挥发油等。

防治咳嗽的作用

柚子有下气、消食、醒酒、化痰、健脾、生津止渴等功效。柚子富含胡萝卜素和维生素C，有助于提高免疫力。秋天给孩子吃点柚子，能润肺止咳，对秋季干燥很有益处。

儿童食用须知

柚子适宜消化不良、痰多、咳嗽、气喘者食用。

温馨提示

已经成熟的柚子表皮颜色呈橙黄色，光滑细腻有光泽。同样大小的柚子，应该选比较重的，水分会比较足，果肉更丰满。柚子可用于榨汁，制成柚子饮，还可以与百合、白糖一起加水煎煮制成柚子百合饮，具有化痰下气、润肺止喘的功效。

常见搭配及疗效		
柚子 + 银耳		柚子下气消食、生津止渴，银耳养阴润肺、益气生津，二者一起食用，功效加倍，是润肺止咳的佳品。
柚子 + 蜂蜜		柚子消食、化痰、健脾、生津，蜂蜜清肺热、消炎止咳，二者一起食用，可以生津止渴。

推荐食谱

蜂蜜柚子茶 ╱ 烹饪方式：煮 功效：润肠通便 ╱

材料 柚子 1 个，蜂蜜 50 克，冰糖适量，盐适量

做法 ① 用盐擦洗柚子表皮后冲洗干净。

② 剥开柚子，用小刀将柚子的外皮削下来，将柚子皮切成丝。

③ 取柚子果肉，将果肉撕碎。

④ 将柚子皮倒入锅中，加入清水，开大火，加盐煮至透明状捞出。

⑤ 另起锅，将果肉倒入锅中，清水煮软后捞出。

⑥ 将柚子皮倒入锅中，加入适量冰糖，加入清水煮至稠状。

⑦ 将煮好的柚子浆、果肉一同倒入罐子中。

⑧ 加入适量蜂蜜，密封后冷藏即可。

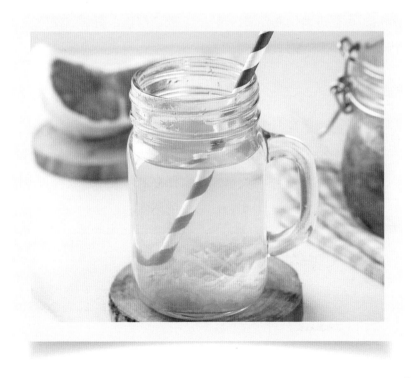

常见润肺止咳的中药材

陈皮

燥湿化痰

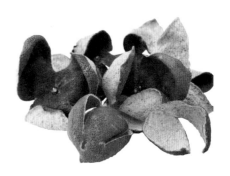

性味：性温，味辛、苦。
归经：归脾、肺经。

防治咳嗽的作用

陈皮具有理气降逆、燥湿化痰之功效，一般用作药材，也用作烹调的调料。陈皮挥发油对胃肠有温和的刺激作用，可促进消化液分泌，排除肠内积气，并有轻度祛痰作用。

儿童食用须知

适宜咳嗽痰多者、脾胃不佳者、胀气者、恶心呕吐者。

温馨提示

购买陈皮要会选，好的陈皮常剥成数瓣，基部相连，有的呈不规则的片状，厚1~4毫米。外表面橙红色或红棕色，有细皱纹和凹下的点状油室；内表面浅黄白色，粗糙，附黄白色或黄棕色筋络状维管束。质稍硬而脆，气香，味辛、苦。陈皮要放在干燥、阴凉处存放，如果是比较潮湿的地方，最好把陈皮密封保存。陈皮不怕放得久，就怕潮湿的环境。

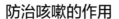
常见搭配及疗效

陈皮 + 生姜		二者搭配有促进消化、缓解小儿感冒、止咳化痰的功效。
陈皮 + 山楂		山楂常用于食积气滞、脘腹胀痛者，二者搭配有促进消化的功效。

推荐食谱

陈皮大米粥 / 烹饪方式： 功效：健脾理气 /

材料

水发大米 120 克，陈皮 5 克

做法

① 砂锅中注入适量清水，用大火烧热，放入备好的陈皮拌匀。
② 倒入洗好的大米拌匀，盖上锅盖，煮开后用小火煮约 30 分钟至大米熟软。
③ 揭开锅盖，持续搅拌几分钟。
④ 关火后盛出煮好的粥，装入碗中即可。

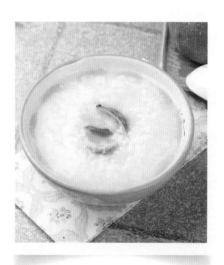

山楂陈皮茶 / 烹饪方式： 功效：消食、理气、祛湿 /

材料

鲜山楂 50 克，陈皮 10 克，冰糖适量

做法

① 将洗净的山楂去除头尾，再切开，去除果核，把果肉切成小丁块备用。
② 砂锅中注水烧开，撒上洗净的陈皮，倒入切好的山楂，盖上盖，煮沸后用小火煮约 15 分钟至食材析出有效成分，揭盖，加入适量冰糖拌匀。
③ 用中火续煮至冰糖完全溶化，关火后盛出煮好的陈皮茶，装入茶杯中即成。

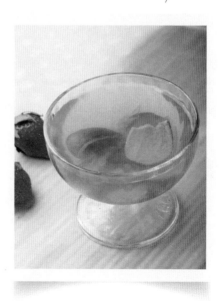

南杏仁

润肺养肺

性味：性平，味甘。
归经：归肺、大肠经。

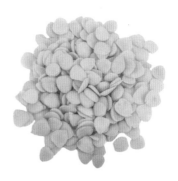

防治咳嗽的作用

南杏仁微甜，是药食俱佳的食物，能止咳平喘、润肺养肺，可治虚劳咳喘、肠燥便秘。相对于北杏仁来说，南杏仁偏于滋润，有一定的补肺作用。

儿童食用须知

一般人群都适宜食用南杏仁，尤其适合肺热咳嗽、肺虚久咳、肠燥便秘的孩子食用。给孩子吃的话，每次用量不要太多，以10克左右为宜。如果是煲汤全家一起食用，可以适量多放一些。

温馨提示

南杏仁可以做成杏仁茶，熬成杏仁粥，也可以煮成杏仁银耳山楂汤，色香味俱全。但要注意，南杏仁不可与小米、猪肉、狗肉同食，否则会引起腹痛。选购南杏仁的时候要注意不要买错了，南杏仁和北杏仁看起来很像，但具体功效有所不同。南杏仁保存要放在阴凉干燥处，防止虫蛀。南杏仁既可以内服，又可以捣碎外敷。

常见搭配及疗效		
南杏仁 + 川贝		南杏仁止咳平喘、润肺养肺，与川贝搭配，有润肺止咳的功效。
南杏仁 + 大米		大米健脾和胃，和南杏仁一起煮粥给孩子吃，可以健脾和胃、止咳化痰。

推荐食谱

罗汉果杏仁猪肺汤 / 烹饪方式：煮 　功效：润肺清热 /

材料 罗汉果 5 克，南杏仁 30 克，姜片 35 克，猪肺 400 克，料酒 10 毫升，盐 2 克，鸡粉 2 克

做法
① 处理好的猪肺切成小块，备用。

② 锅中注入适量清水烧热，倒入切好的猪肺。

③ 搅散，汆去血水。

④ 捞出汆煮好的猪肺，沥干水分，装入碗中。

⑤ 倒入适量清水，将猪肺洗净。

⑥ 砂锅中注入适量清水烧开，放入罗汉果、南杏仁、姜片。

⑦ 倒入汆过水的猪肺，淋入适量料酒。

⑧ 盖上盖，烧开后用小火炖1小时，至食材熟透。

⑨ 揭开盖，放入少许盐、鸡粉。

⑩ 搅拌片刻，至食材入味，盛出炖煮好的汤料，装入碗中即可。

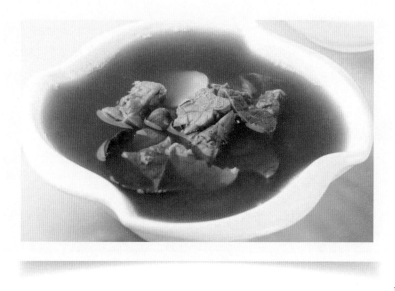

百合

养阴润肺

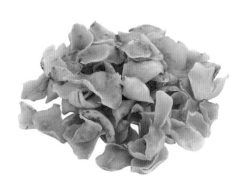

性味： 性微寒，味甘。
归经： 归肺、心、胃经。

防治咳嗽的作用

百合甘凉清润，有很高的药用价值，具有养阴润肺、清热解毒、润肺止咳、温肺化痰、镇咳的功效，可用治干咳、痰少黏白或无痰、大便干结、热病后体虚等。

儿童食用须知

百合适宜体虚肺弱者、睡眠不宁者。需要注意的是，百合不适合风寒咳嗽、脾胃虚寒及大便稀溏者。

温馨提示

百合为药食兼优的滋补佳品，四季皆可应用，但更宜于秋季食用。百合的食用方法有很多，比如和银耳、莲子搭配做成百合银耳莲子汤，或者和西芹一起炒，味道清淡。选购百合可以买鲜百合，也可以买干百合，炒菜适合用鲜百合，炖汤、煮茶可以用干百合。选购干百合要选表面米白色、淡棕黄色或微带紫色，有数条纵直平行的白色维管束，顶端稍尖，基部较宽，边缘薄，微波状，略向内弯曲的。干百合味微苦。

常见搭配及疗效		
百合 + 梨		百合清热解毒，梨止咳化痰、养血生津，二者搭配可以镇咳祛痰。
百合 + 银耳		百合润肺止咳、温肺化痰，银耳润肺养肺，二者搭配可以润肺止咳。

推荐食谱

枸杞百合炖丝瓜 / 烹饪方式：炖 功效：清热降火 /

材料

丝瓜 200 克，鲜百合 50 克，枸杞 10 克，盐、鸡粉各 3 克，食用油适量

做法

① 丝瓜去皮，切成条，改切成片；百合掰成瓣。

② 砂煲中注入适量清水，下入丝瓜、百合、枸杞，滴入少许油。

③ 盖上盖，小火煲 30 分钟。

④ 揭开盖，加入盐、鸡粉，拌匀调味即可。

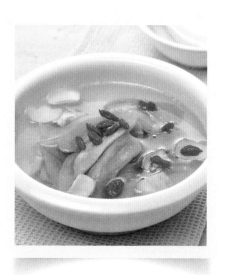

百合老南瓜 / 烹饪方式：蒸 功效：清热润肺 /

材料

南瓜 200 克，百合 30 克

做法

① 南瓜切段。

② 蒸锅注水烧开，放入南瓜、百合。

③ 中火蒸 20 分钟。

④ 揭盖，取出食材即可。

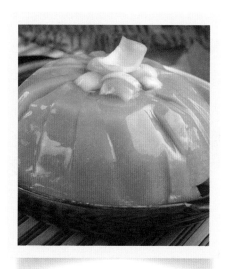

甘草
祛痰止咳

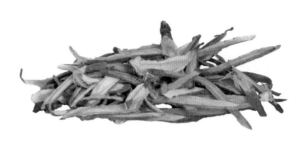

性味：性平，味甘。
归经：归心、肺、脾、胃经。

防治咳嗽的作用

甘草具有补脾益气、清热解毒、祛痰止咳、缓急止痛的作用，多用于脾胃虚弱、食少、腹痛便溏、劳倦发热、肺痿咳嗽、咽喉肿痛等。

儿童食用须知

甘草适宜脾胃虚弱、肺热咳嗽、咽喉肿痛的孩子食用,用来煮茶饮用,每次不要超过3克。

温馨提示

真甘草的表面为红棕色或灰棕色；

假甘草的表面一般为黑色和土棕色。真甘草有纵皱纹、沟纹及皮孔，有稀疏的细根痕；假甘草的纵横纹不太明显，皮孔横生。真甘草质坚实而重，端切面中央稍下陷，略显纤维性，粉性足，具放射状纹理、有裂隙，断面有一明显的环纹和菊花心，形成层环纹明显；假甘草断面具有很明显的纤维性，粉性小，没有备环纹和菊花心。真甘草气香，味甘甜；假甘草气微，尝之较苦。

常见搭配及疗效		
甘草 + 绿豆		绿豆能清热祛暑，甘草和绿豆搭配，可以清热、解毒、利湿。
甘草 + 茯苓		甘草清热解毒，茯苓健脾和胃，二者搭配可以温中化饮、通阳利水。

推荐食谱

莲子心茶 / 烹饪方式：冲泡　功效：清心去热 /

材料

莲子心 2 克，生甘草 3 克

做法

① 将莲子心洗净，备用。

② 将甘草洗净，备用。

③ 把莲子心和甘草放入茶杯中。

④ 备好开水，倒入茶杯中冲泡饮用，每日 1 杯。

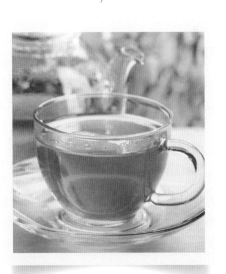

甘草茶 / 烹饪方式：煮　功效：润肺解毒 /

材料

甘草 3 克，冰糖适量

做法

① 砂锅中注入适量清水烧开。

② 放入备好的甘草、冰糖，拌匀。

③ 盖上盖，烧开后用小火煮 20 分钟，至药材析出有效成分。

④ 揭盖，盛出煮好的药茶。

⑤ 装入碗中，待稍微放凉后即可饮用。

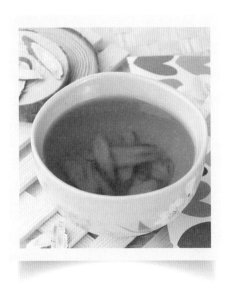

枸杞

滋肾润肺

性味： 性平，味甘。
归经： 归肝、肾、肺经。

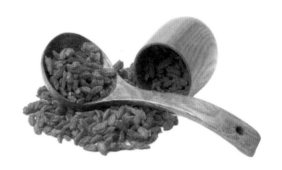

防治咳嗽的作用

枸杞具有养肝、滋肾、润肺、益精明目的作用，主治肝肾亏虚、眩晕耳鸣、内热消渴、血虚萎黄、虚劳咳嗽。如果孩子是肺虚咳嗽所引起的不适，可以适量服用一些枸杞。

儿童食用须知

选购枸杞的时候，如果是特级枸杞，颜色一般呈现暗紫红色且分布非常均匀，无黑头。如果是质量很差的枸杞，颜色就会显得非常不均匀，而且会有很多黑头附着。经过染色或者打过硫磺的枸杞颜色大多为鲜红色，不要购买。有黑点、发霉的枸杞不要购买。

温馨提示

秋枸杞相对于夏枸杞来讲，药效和食用价值相对弱一些。枸杞适宜肺热咳嗽、肾虚久咳、贫血、营养不良、免疫力低下的孩子食用。枸杞有温补身体的作用，但是在感冒的时候或者是身体出现炎症以及拉肚子的时候最好不要服用。除此之外，外邪实热、脾虚有湿者忌用。

常见搭配及疗效		
枸杞＋菊花		枸杞可以补肾润肺，菊花能清肝明目，二者搭配能清热、润肺、明目。
枸杞＋北沙参		北沙参具有养阴清肺、益胃、生津功效，枸杞与之相配，可用于肺胃津伤之咳嗽咽干、阴虚肺痨、消渴病等。

推荐食谱

山药枸杞 / 烹饪方式：蒸　　功效：生津益肺 /

材料

山药 200 克，枸杞 10 克，蜂蜜少许

做法

① 山药去皮洗净，切成丁，装入蒸碗中。

② 撒上洗净的枸杞，待用。

③ 蒸锅上火烧开，放入蒸碗，蒸 15 分
钟至食材熟透。

④ 取出蒸碗，淋上少许蜂蜜即可。

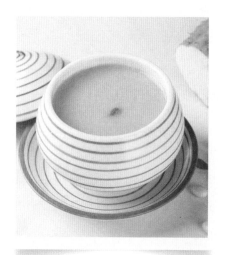

枸杞蒸芋头 / 烹饪方式：蒸　　功效：延缓衰老 /

材料

芋头 200 克，枸杞 20 克，葱花适量，
生抽 5 毫升，食用油适量

做法

① 芋头切块；电蒸锅注水烧开，放入切
块的芋头。

② 加盖，大火蒸 30 分钟至芋头熟软。

③ 揭盖，取出蒸好的芋头，撒上枸杞、
葱花，待用。

④ 用油起锅，烧至八成热。

⑤ 关火后将热油淋在芋头上，再浇上
适量的生抽即可。

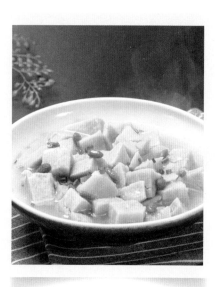

玉竹

滋阴润燥

性味： 性平，味甘。
归经： 归肺、胃经。

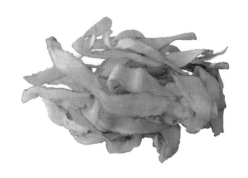

防治咳嗽的作用

从中医角度来说，玉竹具有滋阴润燥、解烦止渴的功效，是中医食补的上品原料，用于肺胃阴伤、燥热咳嗽、咽干口渴、内热消渴、虚劳发热、头昏眩晕等。玉竹适合各个年龄段的人群，作用堪比黄芪和人参。对于肺热咳嗽、肺虚咳嗽、脾胃不佳的孩子来说，经常喝点玉竹煮的汤是个不错的选择。

儿童食用须知

适宜体质虚弱、免疫力降低、阴虚燥热、食欲不振的人服用。脾虚便溏者慎服，痰湿内蕴者禁服。

温馨提示

好的玉竹的横切面呈现的是扁圆形或者长方形的形状，横切面外壁稍厚，角质化，薄壁组织中散有多数黏液细胞，颜色较为发白。玉竹要保存在干燥处，防止虫蛀，一定不能放在潮湿的地方。

常见搭配及疗效		
玉竹 + 沙参		玉竹滋阴润燥、解烦止渴，沙参清热养阴、润肺止咳，二者搭配能清肺退热、益气生津。
玉竹 + 山药		玉竹滋阴润燥，山药健脾、补肺、益肾，二者搭配能养阴、滋润、健脾。

推荐食谱

玉竹苦瓜排骨汤 / 烹饪方式：煮　功效：**清热解暑** /

材料　排骨段 300 克，苦瓜 250 克，玉竹 20 克，盐、鸡粉各 2 克，料酒 6 毫升

做法　① 将洗净的苦瓜切开，再切成片。

② 锅中注入适量清水烧开。

③ 倒入洗净的排骨段，用大火煮沸，氽去血渍。

④ 再捞出排骨，沥干水分，待用。

⑤ 砂锅中注入适量清水烧开。

⑥ 倒入氽煮过的排骨段，放入洗净的玉竹，淋入少许料酒，搅匀提味。

⑦ 盖上盖，烧开后用小火炖煮约25分钟，至排骨熟软。

⑧ 揭盖，倒入苦瓜片，搅拌匀。

⑨ 盖好盖，用小火继续煮约10分钟，至食材熟透。

⑩ 揭开盖，加入少许盐、鸡粉，搅匀调味，续煮片刻，至汤汁入味。

⑪ 关火后盛出煮好的排骨汤，装入汤碗中即成。

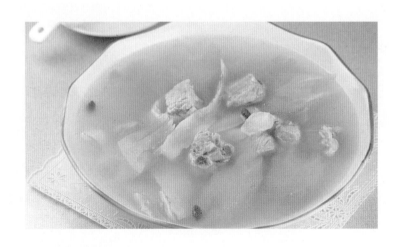

罗汉果

生津止渴

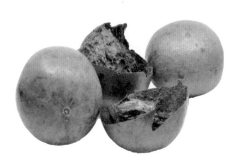

性味：性凉，味甘。
归经：归肺、大肠经。

防治咳嗽的作用

罗汉果有清肺利咽、润肺止咳、生津止渴、润肠通便的功效，可有效缓解伤风感冒咳嗽、咽痛失音、暑热口渴、肠燥便秘等，适用于肺热或肺燥咳嗽、百日咳及暑热伤津口渴等，此外还有润肠通便的功效。

儿童食用须知

适合伤风感冒、肺热咳嗽、肠燥便秘者。

温馨提示

寒凉体质的人在食用罗汉果时放入一两片姜片一起泡煮，即可中和罗汉果的寒性。但对于体质极其敏感、寒凉的人来说，最好不要食用罗汉果。选购罗汉果的时候，可以用手摸一摸罗汉果的表皮，要选表皮光滑、颜色呈黄褐色的大果为佳。罗汉果易受潮，干品罗汉果要放在干燥、低温、避光的环境下。罗汉果的鲜果因含水量高，在常温下大约能维持半个月左右，时间长了容易发霉腐烂，最好放在冰箱中保鲜冷藏。

常见搭配及疗效		
罗汉果 + 陈皮		罗汉果清肺润肺、止咳生津，陈皮燥湿化痰，二者搭配可以止咳祛痰。
罗汉果 + 猪肺		罗汉果润肺止咳、生津止渴，猪肺能清肺润肺，二者搭配可以润肺止咳。

推荐食谱

罗汉果银耳炖雪梨 / 烹饪方式：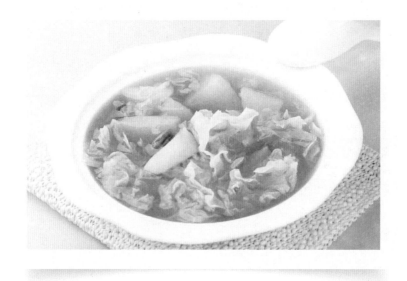炖　功效：润肺凉心 /

材料　罗汉果 35 克，雪梨 200 克，枸杞 10 克，水发银耳 120 克，冰糖 20 克

做法
① 洗好的银耳切小块，备用。

② 洗净的雪梨切块，去核，去皮，切瓣，再切成丁。

③ 砂锅中注入适量清水烧开。

④ 锅中放入洗好的枸杞、罗汉果。

⑤ 倒入切好的雪梨，放入银耳。

⑥ 盖上盖，烧开后用小火炖20分钟，至食材熟透。

⑦ 揭开盖，放入适量冰糖。

⑧ 拌匀，略煮片刻，至冰糖溶化。

⑨ 关火后盛出煮好的糖水，装入碗中即可。

党参

健脾益肺

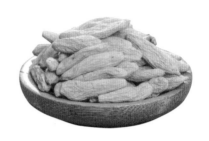

性味： 性平，味甘。
归经： 归脾、肺经。

防治咳嗽的作用

党参为中国常用的传统补益药，具有补中益气、健脾益肺的功效。党参有增强免疫力、改善微循环、增强造血功能等作用，常用于脾肺虚弱、食少便溏、虚喘咳嗽、内热消渴、气血两亏、体倦无力者。对于咳嗽的孩子来说，尤其是脾胃虚弱、肺虚咳嗽、食欲不振、免疫力弱的孩子，比较适合用党参来补益。

儿童食用须知

病后体虚者、慢性腹泻者、肺虚咳嗽者宜食。

温馨提示

在夏季，中药材一般都应存放于阴凉通风处，保持干燥。已经霉变的部分不能继续保存和食用，需分开处理；未霉变的和虫蛀轻微的药材，经蒸煮后还可以用。已干透的党参，可用塑料袋密封以隔绝空气，置于阴凉处保存。

常见搭配及疗效		
党参 + 茯苓		党参补中益气、健脾益肺，茯苓利水渗湿、健脾宁心，二者搭配可以补气健脾。
党参 + 生姜		党参补中益气，生姜发表散寒、消痰下气、温中止呕，二者搭配可以益气解表、扶正祛邪。

推荐食谱

党参白术茶 / 烹饪方式：煮 功效：补中益气 /

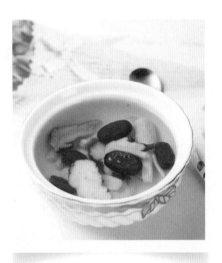

材料

白术、黄芪、党参各5克，红枣20克

做法

① 砂锅中注入适量清水烧开。

② 放入洗净的白术、黄芪、党参、红枣，搅拌匀。

③ 盖上盖，煮约30分钟至药材析出有效成分；揭盖，略煮片刻。

④ 关火后盛出煮好的药茶，装入碗中即可。

党参黄芪蛋 / 烹饪方式：煮 功效：补气健脾 /

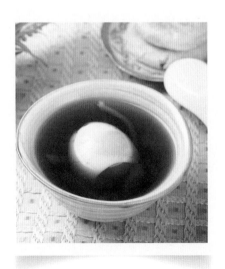

材料

党参、黄芪各5克，熟鸡蛋2个，红糖20克

做法

① 砂锅中注入适量清水，倒入备好的党参、黄芪。

② 盖上盖，用小火煮15分钟至药材析出有效成分，揭开盖，放入熟鸡蛋。

③ 倒入红糖拌匀，盖上盖，续煮5分钟至红糖溶化。

④ 关火后把煮好的汤料盛出，装入碗中即可。

135

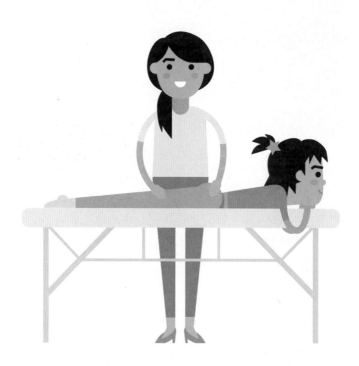

第三章

防治咳嗽用**理疗**

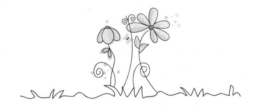

　　对人体的经络进行按摩是中医的特色理疗，可以起到保健、养生、防病、治病的作用。中医认为，人体的每个经络和穴位都连接着相应的内脏和器官，通过正确的手法进行理疗，能起到活血化瘀、疏通经络、改善微循环的功效。在正确的位置进行按摩等理疗，对孩子咳嗽有不错的效果。本章介绍一些适合父母在家给孩子做的按摩理疗。

按摩理疗在家做

从日常保健的角度来看，常给孩子按摩可疏通经络气血，有助于预防疾病、强身健体；从治疗疾病的角度来说，按摩与疾病相关的身体穴位，可以安定心神、呵护脏腑，还有助于修复人体各器官和组织功能，提升身体免疫力，达到防病、治病的功效。按摩理疗是一种不打针、不吃药、无创伤、无毒副作用的绿色物理疗法，不受时间和场地的限制，并且在一些常见小儿疾病的治疗上有着非常显著的疗效。

给孩子按摩的具体穴位与大人按摩的穴位并不是完全相同的，小儿穴位的形状主要呈现"点"状、"线"状和"面"状。其中，孩子两只手上的穴位比较多，有"小儿百脉汇于两掌"的说法。

小儿穴位疗法的命名特点有三类：一是根据经络脏腑的名称命名，如心经穴、脾经穴、肾经穴等；二是根据解剖部位命名，如四横纹穴、掌小横纹穴、天柱骨穴等；三是根据人体部位命名，如五指节穴、脐、腹、脊等。提前了解清楚这些穴位命名的依据，父母才能更准确地掌握这些穴位的位置。

1. 掌握取穴窍门见效快

在给孩子按摩的时候，找准穴位是最重要的步骤。想要有好的疗效，就得找对穴位的位置。下面就介绍一些比较简单易学的找穴法宝。

（1）手指度量法

利用自身的手指作为测量穴位的尺度，中医称为"同身寸"。"手指同

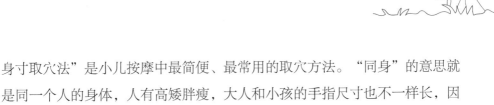

身寸取穴法"是小儿按摩中最简便、最常用的取穴方法。"同身"的意思就是同一个人的身体，人有高矮胖瘦，大人和小孩的手指尺寸也不一样长，因此找孩子身上的穴位时，以孩子的手指作为参照物才比较准确。如果是用大人的手指去测量，容易出现偏差，找不准位置。

1寸：大拇指指幅横宽。

1.5寸：食指和中指二指指幅横宽。

2寸：食指、中指和无名指三指指幅横宽。

3寸：食指、中指、无名指和小指四指指幅横宽。

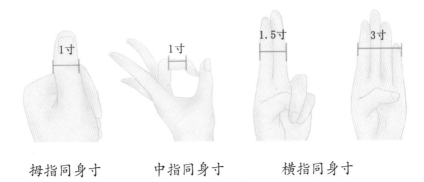

拇指同身寸　　　　中指同身寸　　　　横指同身寸

（2）身体度量法

利用孩子的身体及线条的部位作为简单的参考度量，中医称为"骨度分寸"，也叫"身体度量法"。比如，眉间（印堂穴）到前发际正中为3寸，两乳头之间（膻中穴）到肚脐正中为8寸。

（3）体表标志参照法

根据孩子身体的固定标志，如眉毛、乳头、指甲、脚指甲、脚踝等，来判断相关穴位的位置，叫"体表标志参照法"。比如，神阙穴位于腹部脐中央，膻中穴位于两乳头中间。有的穴位需要做出相应的动作、姿势才能显现出来，如张开口，取耳屏前凹陷处即为听官穴。

（4）感知找穴法

身体感到异常的时候，用手指压一压、捏一捏、摸一摸，如果触摸时有痛感、硬结、痒等感觉，或和周围的皮肤有温度差异，如发凉、发烫，或皮肤出现黑痣、斑点，那么那个地方就是你所要寻找的穴位。

2. 按摩的基础操作手法

父母在家给孩子按摩，也要学习一些基础的操作手法。按摩的手法很多，不同的穴位可以搭配不同的手法进行操作。这里为大家简单介绍一下常用的小儿推拿基础手法。

（1）推法

直推法：用拇指、食指或中指任一手指指腹在皮肤上做直线推动。

旋推法：用拇指指腹在皮肤上做顺逆时针推动。

分推法：用双手拇指指腹按在穴位上，向穴位两侧方向推动。

手法要领：力度由轻至重，速度由慢至快。初次按摩应该时刻观察孩子的反应，随时调节力度和速度。

（2）按法

用手指或手掌在身体某处或穴位上用力向下按压。

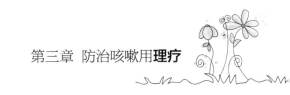

手法要领：按压的力量要由轻至重，力度要均匀，不可突然用力。

（3）捏法

用拇指和食、中两指相对，挟提皮肤，双手交替捻动，向前推进。

手法要领：力度可轻可重，速度可快可慢。单、双手操作均可。

（4）揉法

用指端或大鱼际或掌根或手肘，在穴位或某一部位上做顺逆时针方向旋转揉动。

手法要领：手指和手掌应紧贴皮肤，与皮肤之间不能移动，而皮下的组织被揉动，幅度可逐渐扩大。

（5）掐法

用拇指、中指或食指在小儿身体某个部位或穴位上，做由浅入深并持续的掐压。

手法要领：力度需由小到大，使其作用力为由浅到深。

（6）摩法

用手指指腹或手掌在身体某一部位或穴位上，做皮肤表面顺逆时针方向的回旋摩动。

手法要领：按摩的手指或手掌不要紧贴皮肤，在皮肤表面做回旋性的摩动，作用力温和而浅，仅达皮肤与皮下。

（7）擦法

用手指或手掌或大小鱼际在皮肤上进行直线来回摩擦的一种手法。

手法要领：在操作时多用介质润滑，防止皮肤受损。以皮肤发红为度，切忌用力过度。

3. 按摩注意事项

（1）按摩前

①孩子的状态：

按摩之前，孩子一定不能过饥或过饱，否则不利于按摩疗效的发挥。另外，在孩子哭闹的时候也不适合做按摩，要先安抚好孩子的情绪再进行按摩，以达到更好的保健效果。

②环境选择：

首先需要营造一个安静、温暖（室温最好保持在 28℃左右）且舒适的环境与氛围。最好选择一个避风、避强光、噪声小的房间，室内应保持安静、整洁、空气清新、温度适宜。

③清洁手部：

给孩子按摩前，父母要记得摘下戒指、手镯、手表等首饰，洗净双手，剪短指甲。按摩前先在孩子的身上涂抹一些痱子粉或滑石粉，在按摩时能对孩子的肌肤起到一定的保护作用。

④搓热孩子的手掌：

按摩前让孩子自己搓热双手，有助于提高疗效。冬季为宝宝做推拿前，父母应该先搓暖自己的双手。

⑤介质准备：

孩子皮肤娇嫩，按摩时应避免划伤孩子的皮肤。使用按摩油或爽身粉、滑石粉等介质，可以起到润滑的作用，以防皮肤受损。

（2）按摩中

①给孩子按摩，不仅对手法有要求，对操作顺序也有要求：

一般来说，按摩的顺序是先头面部，然后是上肢，再到胸腹腰背，最后是下肢。也可以先重点后一般，或者先主穴后配穴。按摩时间的长短，应根据孩子的病情、体质而定。在临床实践中，推法、揉法运用较多，摩法用的时间较长；运用掐法、按法时，手法要重、少、快。

②姿势适当：

在按摩时要注意孩子的体位姿势，原则上以使孩子舒适为宜。如果孩子觉得不舒服，需要暂时停止。一般来说，3岁以下的孩子可由别人抱着操作，3岁以上可单独采取坐位、仰卧位、俯卧位或侧卧位等姿势操作。按摩时应注意孩子的情绪状况，如果孩子受到惊吓或哭闹时要立即停止，先安抚孩子。父母在按摩的时候，应控制好自己的情绪和力度，要精力集中，要温柔、有耐心。

③力道平稳：

给孩子按摩时，对手法的基本要求是：均匀、柔和、轻快、持久。力道不应忽轻忽重，而是要平稳、缓慢地进行。按摩动作不一定要墨守成规地照步骤来，应灵活应用，只要让孩子感到舒适即可。

④时间长度：

一般情况下，给孩子按摩一次的时间以10～20分钟为宜。一般每日1次，重症每日2次。需长时间治疗的慢性病7至10天为1个疗程。1个疗程结束后，可休息数日，然后进行下一个疗程。如果孩子的状况无法持续到20分钟，时间短点也没关系，应以孩子的状态来决定时间长短，不能盲目强求。

（3）**按摩后**

①适量补水：

按摩完让孩子喝些温开水，可促进新陈代谢，具有排毒的疗效。

②注意保暖：

按摩后要注意避风，忌食生冷的食物。不能立刻用冷水给孩子洗手洗脚。如果要将孩子身上的介质清洁干净，也要使用温水将手、脚洗净，并且双脚要注意保暖。

③避免剧烈运动：

按摩后适当静养休息，不能马上进行剧烈的运动，否则会影响按摩的效果。

4. 小儿按摩的适应证及禁忌证

小儿按摩非常适合孩子，有广泛的治疗范围。但是只有明确小儿按摩的适应证和禁忌证，才能更好地将该保健手段使用得更得宜。

（1）**适应证**

呼吸系统疾病，如小儿感冒、咳嗽、支气管哮喘等。

消化系统疾病，如婴幼儿腹泻、小儿腹痛、小儿呕吐、小儿疳积、小儿厌食等。

泌尿系统疾病，如小儿

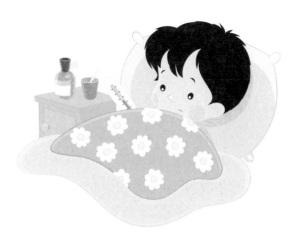

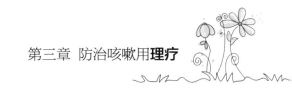

遗尿、膀胱湿热等。

其他系统疾病，如惊风、夜啼、小儿麻痹症等。

（2）禁忌证

小儿按摩的适应证特别广泛，但是也有很多的疾病不适合做小儿按摩，需要父母引起重视：

①孩子身上要按摩的部位或者附近有伤口的，比如有出血、破损、烧伤、烫伤、溃疡，甚至皮肤遭到破坏的，都不可以做小儿按摩。

②孩子患有感染性疾病，比如蜂窝组织炎、骨髓炎等，或身体有感染甚至体温升高，也不能用小儿按摩来治疗。

③孩子患有传染性疾病，比如水痘、肝炎、肺结核、猩红热等。

④孩子有出血倾向或有出血性疾病的，比如血小板减少性的紫癜、白血病、血友病，以及大便出血、尿血，这些都不适合做小儿按摩。

⑤孩子患有各种恶性肿瘤，或者极度虚弱的危重病，以及严重的心脏、肝脏、肾脏病等。

⑥孩子患有骨折、骨与关节结核、化脓性关节炎、骨折早期和截瘫初期等，也不适合做小儿按摩。

对咳嗽有效的穴位按摩

父母在家给孩子进行一些简单易行的穴位按摩，对孩子的咳嗽等不适症状有比较好的治疗和预防作用。下面介绍一些对咳嗽有效的穴位按摩方法。

丰隆穴

丰隆为化痰祛湿之要穴，按揉丰隆是治疗小儿头痛、眩晕、咳嗽的常用手法。每天给孩子按揉此穴，可祛湿化痰，缓解头痛、癫狂、咳嗽等病症。

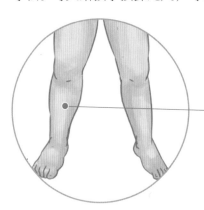

精确定位： 位于小腿前外侧，外踝尖上 8 寸，条口穴外，距胫骨前缘二横指（中指）。

按摩手法： 双手拇指放于孩子两侧的丰隆穴上，其余四指半握附于腿部，揉按 3 ~ 5 分钟，以局部有酸痛感为宜。

内关穴

内关顾名思义，内在之关要，擅长治疗内脏病。内关穴具有宁心安神、宽胸理气、宣肺平喘的作用，经常揉按可补益心气、哮喘、呕吐等病症。

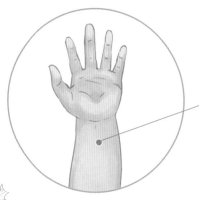

精确定位： 位于前臂掌侧，曲泽与大陵的连线上，腕横纹上 2 寸。

按摩手法： 合并食指、中指，用指腹揉按内关穴 100 ~ 200 次，以局部有酸胀感为度。

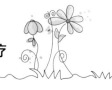

一窝风穴

一窝风穴为行气止痛要穴，按揉一窝风穴是改善小儿关节痹痛的常用手法。每天坚持推拿，可温中散寒、行气止痛，对于缓解伤风感冒引起的咳嗽有益。

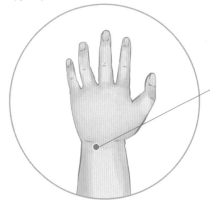

精确定位： 位于手背腕横纹正中凹陷处。

按摩手法： 一手握小儿的手，掌心向下，用另一手拇指指端以顺时针的方向揉按一窝风穴。常规推拿 100 ～ 300 次。

少商穴

少商穴属手太阴肺经，为肺经井穴，主治感冒、发热、肺炎、咳嗽气喘、支气管炎、肺炎、咯血、咽喉肿痛、扁桃体炎、腮腺炎、小儿惊风、手挛指痛、中暑、热病、黄疸、齿龈出血、盗汗等。

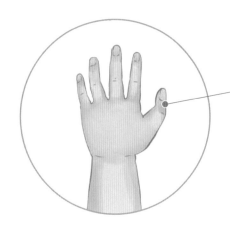

精确定位： 位于手拇指末节桡侧，距指甲角 0.1 寸（指寸）。

按摩手法： 用拇指指甲掐按少商穴，称为掐少商。掐按 100 ～ 300 次。

阳溪穴

阳溪穴为大肠经之经穴，五行属火，具有清泻阳明郁热火毒的功效，可治疗头面五官疾患。经常帮孩子按摩阳溪穴，能缓解咳嗽、喉咙痛。

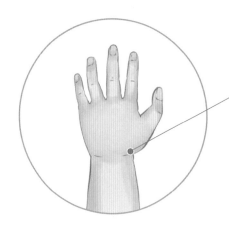

精确定位：位于拇短伸肌腱与拇长伸肌腱之间的凹陷中。

按摩手法：用拇指指腹放在孩子的阳溪穴上，适当用力揉按1分钟。对侧以同样的方法操作。

鱼际穴

鱼际穴为肺经荥穴，"荥主身热"，所以此穴具有清肺泻火、清宣肺气的作用，可治疗风热犯肺，或痰热壅肺，肺失肃降所致的咳嗽气喘、胸闷胸痛；或热邪壅滞，肺金不鸣之失音等。

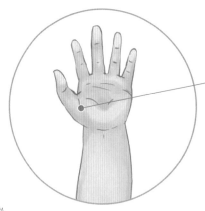

精确定位：位于第1掌骨中点桡侧，赤白肉际处。

按摩手法：用拇指指腹放在孩子的鱼际穴上，适当用力揉按1分钟。对侧以同样的方法操作。

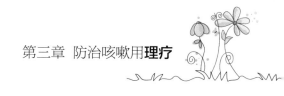

列缺穴

列缺穴是手太阴肺经络穴，通行表里阴阳之气，邪气在表时可借宣散肺气之功祛风解表，邪气入里时又可借表经之道，引邪外出，故具有疏风解表、宣肺理气、止咳平喘之效。

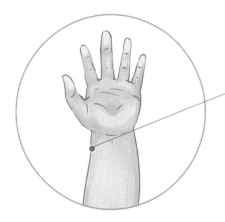

精确定位：手腕外侧，左右手在虎口处交叉，食指指端处的骨陷中。

按摩手法：用拇指的指腹按压孩子的列缺穴，揉按1分钟，以潮红发热为佳。对侧以同样的方法操作。

曲池穴

曲池穴为手阳明大肠经穴，大肠经与肺经相表里，既可清在外之风热，又能泻在内之火邪，是表里双清之要穴。按摩孩子的曲池穴，可缓解风热犯肺的发热、咳嗽、气喘等症。

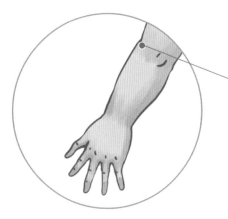

精确定位：屈肘横纹头外端凹陷处，尺泽穴与肱骨外上髁连线之中点。

按摩手法：将拇指指尖放于曲池穴上，其余四指附于手臂，由轻渐重揉按1～2分钟。对侧以同样的方法操作。

关元穴

关元穴是人身阴阳元气交关之处，能大补元阳，具有温肾、散寒、益气的作用。经常给孩子按摩此穴，能散寒、止咳，温暖及强壮全身，缓解孩子咳嗽、发冷的症状，提高孩子的抗病能力。

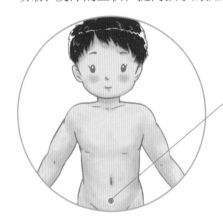

精确定位：位于下腹部，前正中线上，当脐下3寸。

按摩手法：合并食指、中指，以两指指腹按压在关元穴上，以顺时针的方向揉按80～100次。

尺泽穴

尺泽穴归属手太阴肺经，有清热和胃、通络止痛、止咳平喘等作用，对咳嗽、气喘、支气管炎、咽喉肿痛、小儿吐泻等都有良好的治疗作用。家长可常为孩子按摩该穴。

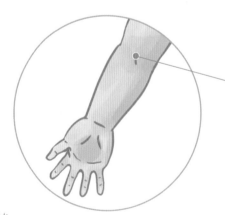

精确定位：在肘横纹中，肱二头肌腱桡侧凹陷处。

按摩手法：用拇指指腹弹拨孩子的尺泽穴100～200次。对侧用同样的方法进行。

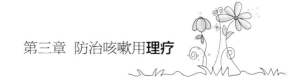

公孙穴

公孙穴为足太阴脾经的络穴，也是八脉交会穴之一，通于冲脉。按摩此穴可通调脾、胃、肠的功能，可以改善胃痛、呕吐、大便稀软、腹泻、消化不良、痰多等症状。

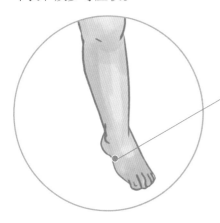

精确定位： 位于足内侧缘，当第 1 跖骨基底的前下方。

按摩手法： 用拇指指腹按揉孩子一侧公孙穴 50 ~ 100 次。对侧用同样的方法进行。

听宫穴

听宫穴具有聪耳开窍、祛风止痛的作用，对于耳鸣、耳聋、中耳炎、外耳炎有良好的治疗功效。家长适当给孩子按摩该穴位，能开窍、消炎、止痛，对于感冒引起的喉咙痛也有缓解作用。

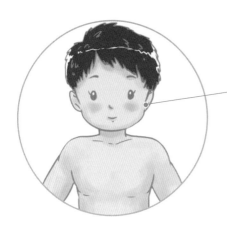

精确定位： 位于面部耳屏前，下颌骨髁状突的后方，张口时呈凹陷处。

按摩手法： 将拇指指腹放在同侧听宫穴上，适当用力按揉约 1 分钟。

中府穴

中府穴归属手太阴肺经,能清泻肺热、止咳平喘。当孩子出现咳嗽、气喘的症状时,家长可经常帮孩子按摩此穴。

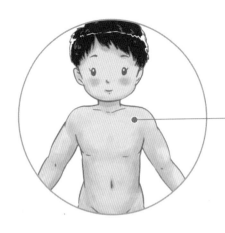

精确定位:位于胸前壁的外上方,云门下1寸,平第1肋间隙,距前正中线6寸。

按摩手法:合并食指、中指,两指揉按一侧中府穴100次。对侧以同样的方法进行操作。力度由轻至重,手法连贯,以孩子有酸胀感为宜。

太渊穴

太渊穴为肺经之腧穴,五行属土,土能生金,故是手太阴肺经的母穴。家长常给孩子按摩此穴,能补肺益气、止咳化痰,改善咳嗽伴有哮鸣音的症状。

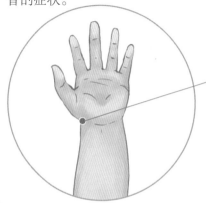

精确定位:位于腕掌侧横纹桡侧,桡动脉搏动处。

按摩手法:将拇指指腹揉按孩子的太渊穴2~3分钟。对侧以相同的方法操作。

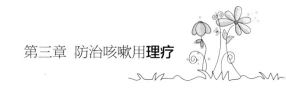

迎香穴

迎香穴善治鼻病，可恢复嗅觉，故名迎香，能宣肺解表、通经活络。经常按摩此穴位能缓解孩子咳嗽、鼻塞等症状。

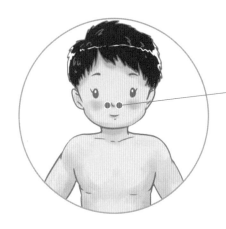

精确定位： 位于鼻翼外缘，旁开 0.5 寸处。

按摩手法： 用拇指指腹从鼻梁两侧至迎香穴，从上向下推擦，以局部产生热感为止。

风池穴

风池穴为手少阴、阳维之会，主中风偏枯、少阳头痛，乃风邪蓄积之所，具有发汗祛风的功效。如小儿发热无汗或汗出不畅，拿捏此穴 20 次，可见汗出。

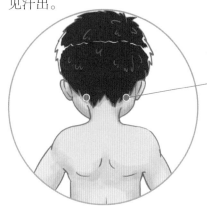

精确定位： 位于后颈部，胸锁乳突肌与斜上方肌上端之间的凹陷处。

按摩手法： 用拇指、食指指腹用力拿捏风池穴，有节奏地一松一放，称拿捏风池。常规推拿 20 次。

肺俞穴

肺俞穴属足太阳膀胱经，为手太阴肺经之背俞穴，具有解表宣肺、清热理气的作用。对于小儿呼吸系统病症，如咳嗽、哮喘，按揉此穴有速效。

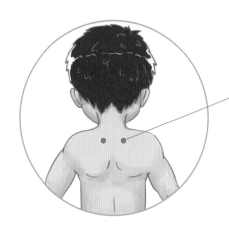

精确定位： 位于背部，第三胸椎棘突下，旁开 1.5 寸。

按摩手法： 用拇指指端点按肺俞穴，先以顺时针的方向揉按，再以逆时针的方向揉按，力度由轻至重，再由重至轻。常规揉按 50 ~ 100 次。

合谷穴

"面口合谷收"，合谷穴主要用于治疗头面五官病症。掐合谷是治疗小儿感冒、牙痛的常用穴位。长期坚持推拿此穴位，可缓解头痛、头晕、耳鸣、牙痛等病症。

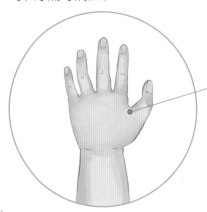

精确定位： 位于手背，第一、第二掌骨间，当第二掌骨桡侧的中点处。

按摩手法： 一手握小儿的手，使其手掌侧置，桡侧在上，用另一手拇指指甲重掐合谷穴。再用拇指指端以顺时针的方向揉按此穴。常规推拿 50 ~ 100 次。

缺盆穴

缺盆为古代人体部位名，即锁骨上窝。经常按摩此穴位，有宽胸利膈、止咳平喘、清咽利膈、散结止痛的作用。

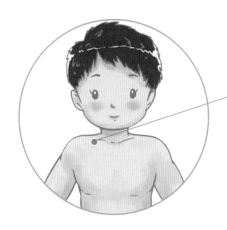

精确定位： 位于人体的锁骨上窝中央，距前正中线 4 寸处，左右各有 1 穴。

按摩手法： 用双手拇指指端在孩子的双侧缺盆穴上用力往下按压 1 分钟。按压时蓄力于拇指，逐渐用力，向下按压，不能突然或过于用力。

膻中穴

"膻"指空腔，"中"指中央。因膻中穴位于胸腔中部，在两乳中间，居于胸膜之中，故名膻中，有宽胸膈、降气通络之功效。

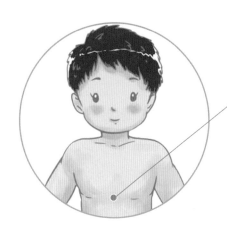

精确定位： 位于胸部，当前正中线上，平第四肋间，两乳头连线的中点。

按摩手法： 用双手拇指指腹从膻中穴向两边分推至乳头处，力度适中，以皮肤微微发热为度。常规推拿 200 ～ 300 次。

大椎穴

大椎穴为三阳、督脉之会。此穴在第七颈椎凹陷处，该处脊椎较其他脊骨稍大高起，因名大椎。此穴对于小儿项强、热病等有很好的疗效。

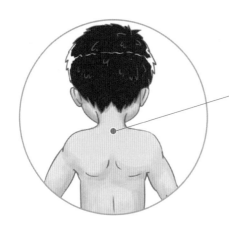

精确定位：位于后正中线上，第七颈椎棘突下的凹陷中。

按摩手法：用拇指和食、中两指相对，挟提大椎穴，双手交替捻动，向前推进，力度由轻至重。常规挟提推进100次。

身柱穴

身柱穴在第三胸椎下，上连头项，下通背腰，如一身之支柱，故名身柱。身柱穴主要用于胸肺、外感及心神疾患，如咳嗽、气喘、肺炎、支气管炎、哮喘、肺结核、百日咳、感冒等。按摩身柱穴对小儿有强身保健作用。

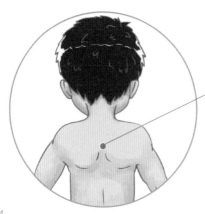

精确定位：在背部，当后正中线上，第三胸椎棘下凹陷中。

按摩手法：用手指指腹端按压此穴，做环状运动，力度由轻至重，以酸胀感为宜。时间以2～3分钟为宜。

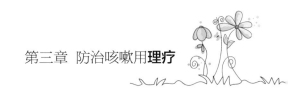

清天河水

天河水主治一切热证，清天河水是治疗小儿一切无汗的发热及表证的常用手法。每天坚持推拿，可缓解发热、感冒、头痛等病症。

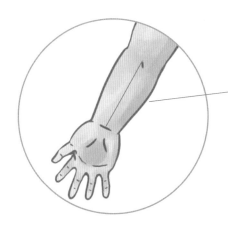

精确定位： 位于前臂正中，自腕至肘成一直线。

按摩手法： 用食指、中指指腹从手腕推向手肘，称清天水河。再用食指、中指从总筋开始，一起一落地弹打至肘部，称弹打天水河。常规推拿 100 ~ 500 次。

天突穴

天突穴属任脉。"天"指上言，"突"指结喉突起，此穴主治咽喉病症，能通利肺气，使之爽利通畅，故名天突。小儿打嗝、呕吐等可揉按此穴。

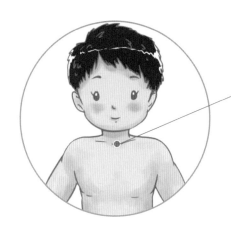

精确定位： 位于颈部，当前正中线上，胸骨上窝中央。

按摩手法： 将食指、中指合并，以两指指腹以顺时针方向揉按天突穴，力度适中。常规揉按 200 ~ 300 次。

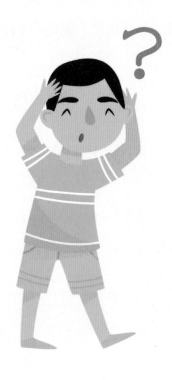

第四章
宝宝**常见咳嗽**问题答疑

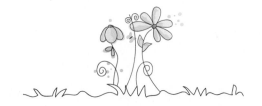

　　孩子咳嗽与生活中的各种因素息息相关，父母在费心照料孩子的日常起居时，难免会遇到各种各样的疑惑。本章收集了一些生活中常见的关于孩子咳嗽的问题，并邀请儿科医生进行答疑解惑，解除妈妈们的担心。

1. 咳嗽就是生病了吗?

咳嗽是身体的一个保护性反射。如果呼吸道发生了细菌或者病毒感染,炎症反应和分泌物刺激呼吸道是可以引发咳嗽的,这也是咳嗽常见的原因。

但是,咳嗽并不一定就是生病了。除了呼吸道感染,烟雾、刺激性气体和过敏等同样可以引发咳嗽。

如果孩子只是偶尔咳几声,这种情况一般是正常现象。如果孩子频繁、持续地咳嗽,则很可能就是生病了,需要父母多加关注,及时就医。

2. 咳嗽会咳出肺炎吗?

有一句广告词大家都耳熟能详:"孩子咳嗽,就怕咳出肺炎"。这句话听得多了,很多父母就容易把"咳嗽"和"肺炎"之间画上等号,只要听到孩子咳嗽了几天,就很担心咳出肺炎,不管三七二十一,盲目地给孩子吃药。

实际上,肺炎是一种呼吸系统感染的疾病,肺炎会导致咳嗽,咳嗽可能是肺炎的早期表现,但咳嗽的原因有很多,不能说咳嗽会导致肺炎。恰恰相反,咳嗽还有助于清理呼吸道,有助于病情的恢复。如果有的孩子有过咳嗽了几天之后诊断出肺炎的经历,那么只能说明在孩子咳嗽的时候就已经感染肺炎了,肺炎并不是咳嗽导致的,肺炎也不是咳嗽的唯一结果。

如果孩子咳嗽总不好,而且还伴有发热、呼吸急促、精神不好这些症状

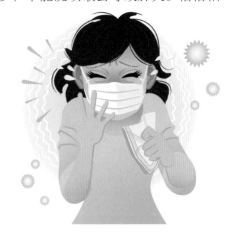

时，确实需要父母提高警惕，尽快就医。孩子越小，出现重症肺炎的风险越大，所以3个月以下的孩子咳嗽要尽早看医生。咳黄、绿色痰不一定是细菌感染，但如果同时也有发烧等症状，也要尽快就医。如果孩子频繁咳嗽持续的时间较长，一直不好，最好找医生检查一下。

大部分的咳嗽并不严重，父母在家护理的重点是减轻由于咽喉部干痒引起的干咳，比如喝口温水湿润一下喉咙、晚上睡觉前吃一小口蜂蜜等。不过需要注意的是，1岁以内的孩子不能吃蜂蜜，以免中毒。

3. 咳嗽一定要吃止咳药吗？

咳嗽是感冒所有的症状里持续时间最长的，也是缓解速度最慢的。

很多孩子都是在感冒好了一段时间了，咳嗽还是没有根除。只有等到感染所引起的炎症反应减轻，呼吸道分泌物减少直至完全没有，孩子的咳嗽才会逐渐减少并消失。

如果孩子的咳嗽一直不好，就需要警惕有其他问题的可能，比如鼻窦炎、哮喘、胃食管反流、气管异物等，要尽快就医。

4. 咳嗽一定要多喝水吗？

"咳嗽多喝水"应该是大多数父母的共识。确实，在孩子咳嗽的时候喝水有助于保持呼吸道的湿润，还可以稀释痰液，进而缓解咳嗽。不过，要不要多喝水也要具体情况具体分析。如果是呼吸道合胞病毒感染，则可能引起抗利尿激素水平异常，这种情况下如果还多喝水，就可能引发低钠血症等问题。

所以，如果孩子渴了，或者咽喉部干痒刺激引起咳嗽，都可以适量喝水湿润一下。对于1岁以上的孩子，睡前喝点蜂蜜水也可以缓解夜间咳嗽。但是父母需要注意，不需要因为咳嗽而特意让孩子多喝很多水。

5. 咳出绿痰说明有细菌感染吗？

孩子咳嗽有痰的时候，父母大多数都会观察一下是黄痰、白痰还是绿痰，以此来判断孩子是细菌感染还是病毒感染。

呼吸道发生感染之后，人体的免疫系统会做出反应，比如白细胞会吞噬病毒或细菌，在这个过程中，白细胞会释放出含有铁的蛋白，这样就会导致痰液变绿。因此，不管是细菌感染还是病毒感染，只要有炎症反应，就有可能会产生绿痰，绿痰并不代表就一定是细菌感染。

尤其需要注意的是，不管孩子咳嗽有没有绿痰，都不要擅自给孩子使用抗生素，更不要看到孩子咳绿痰就给孩子吃抗生素。具体是什么原因导致的感染，要吃什么药，还是要遵医嘱。

6. 孩子咳嗽做雾化是不是没用？

孩子咳嗽了做雾化有没有用，这个问题不能一概而论，要看咳嗽的原因以及雾化的具体药物。

前面我们讲过，咳嗽并不是一种疾病，只是一个症状。导致这个症状的病因可以有很多，比如普通感冒、流感、肺炎、毛细支气管炎、气管异物、过敏等。

雾化也只是一种用药方式，就像我们常见的口服、肌肉注射、输液、外涂一样。雾化使用的药物有很多，比如激素、抗生素、抗病毒药、生理盐

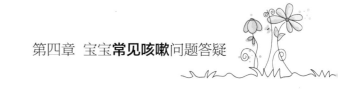

水、高渗盐水、化痰药等。

　　如果是咳嗽需要做雾化来辅助治疗，并且使用了对症的雾化药物，对孩子的恢复肯定是有帮助的。有的父母买了雾化器在家给孩子做雾化，一定要使用医生开的雾化药，使用的时候一定要遵医嘱，不能随便使用。

7. 孩子咳嗽，喝蜂蜜是直接喝还是兑水喝?

　　孩子咳嗽难受，尤其是晚上睡觉的时候总是嗓子干痒、咳嗽，很影响睡眠，这时可以适量给孩子喝一点蜂蜜。蜂蜜可以直接喝，也可以兑水喝。

　　父母需要注意的是，并不是孩子一有咳嗽就需要喝蜂蜜。毕竟蜂蜜的含糖量比较高，高糖饮食会增加孩子龋齿、糖尿病、肥胖等问题的风险，要适当少给孩子喝。咳嗽最重要的是找到咳嗽的原因并针对病因来治疗。当孩子持续干咳，对睡眠、生活造成了困扰，可以喝一点蜂蜜或者蜂蜜水来缓解。

　　特别主要指出的是，1岁以下的孩子不能喝蜂蜜，否则有肉毒杆菌中毒的风险。

8. 为什么 2 岁的孩子可以喝蜂蜜，1 岁以下的就不行?

　　1岁之内的孩子不能喝蜂蜜，是因为蜂蜜有可能被肉毒梭状芽孢杆菌所污染，这种污染对于1岁以上的孩子来说并没有危害，但是1岁之内，尤其是半岁之内的婴儿，他们的肠道菌群不完善，就有可能导致中毒。

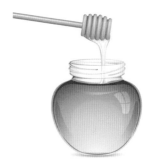

肉毒梭状芽孢杆菌是一种广泛存在于大自然的厌氧菌，容易污染食品，大约10%的蜂蜜里可检出肉毒梭状芽孢杆菌。

1岁之内的婴儿一旦出现肉毒中毒，可能出现便秘、嗜睡、烦躁、拒食、乏力、吞咽困难、呼吸困难、呼吸骤停等，严重的可导致死亡。因此，世界卫生组织建议1岁以内的孩子不要吃蜂蜜。

1岁以上的孩子就不需要担心这个问题，哺乳妈妈同样不需要担心。不过蜂蜜毕竟是高糖食物，平时不要给孩子多吃。

9. 喝完咳嗽糖浆能不能马上喝水？

当孩子的咳嗽影响到日常生活和正常的睡眠时，医生会开些咳嗽糖浆。咳嗽糖浆之所以有止咳的作用，是靠里面的止咳药成分，比如右美沙芬、可待因等，这些止咳成分需要通过胃肠吸收，然后再抑制大脑里的咳嗽中枢来发挥作用的。所以，喝完咳嗽糖浆后是可以喝水的，而且应该喝水，否则糖浆里的糖分会增加龋齿的风险。

10. 如何判断孩子是不是过敏体质？

当孩子是过敏性体质时，不仅容易发生过敏性疾病，包括湿疹、过敏性鼻炎、支气管哮喘等，还可能对其他过敏原发生过敏，如花粉过敏、尘螨过敏等。妈妈可以通过下面的测试来对孩子的情况进行初步的判断。

如果以下情况中孩子出现三种以上，就可初步判断为过敏体质，需要到正规医院进行进一步检查。一旦确定过敏原后，家长平时要注意让孩子避开过敏原。

孩子是否具有以下症状	出现情况		
你或你的爱人，或孩子的爷爷、奶奶、外公、外婆有过敏史	是		否
皮肤患有湿疹或脂溢性皮炎	是		否
皮肤出现红色斑疹、疙瘩，有瘙痒	经常	偶尔	否
皮疹发生于肘部、膝部、四肢、全身等，常为对称性发作	经常	偶尔	否
经常揉眼睛，早上起床流鼻涕、抠鼻孔、打喷嚏、鼻塞	经常	偶尔	否
多汗、多动、夜惊、易感冒	经常	偶尔	否
常无故咳嗽，咳嗽呈阵发性干咳，或有少量白色泡沫样痰	经常	偶尔	否
大笑或较剧烈活动后，孩子会咳嗽	经常	偶尔	否
吸入烟雾或油漆等刺激气味时咳嗽会加重，常在晚上或凌晨发作	经常	偶尔	否
晚上睡觉刚睡下的半小时到两小时容易出汗	经常	偶尔	否
上楼梯不愿意走，容易气喘，要求父母抱	经常	偶尔	否
睡觉咬牙、说梦话、流口水，甚至打呼噜	经常	偶尔	否
早上起来口臭，喝水或刷牙后消失	经常	偶尔	否
肚子痛、肚子胀、消化不良，好动，易发脾气	经常	偶尔	否
注意力不集中，记忆力差，感到疲倦，四肢乏力	经常	偶尔	否

11. 排查过敏原有哪些方法?

对于家长来说,如果怀疑孩子过敏了,最先想到的是去医院做一个过敏原检测。不过,并不是所有过敏都能通过过敏原检测来确定的。尤其是对于2岁之内的孩子来说,过敏原检测往往判断不出孩子是对什么过敏。

实际上,不去医院进行过敏原检测,家长在家也能帮孩子排查过敏原。孩子接触某种物质的症状反应、症状消失及再次出现这个物质接触—症状反应—反应消失的速度和程度是更重要的指标。这需要家长配合医生,做好过敏原的排查。

具体操作方面,家长可从孩子接触过敏原的三大途径——饮食、呼吸、皮肤来着手排查。

(1)饮食排查

如果怀疑孩子是食物过敏,那么及时进行饮食排查是很重要的。

家长可以采用"每次少量给予单一食物—出现症状反应—回避此类食物—症状反应消失"的方法来排查过敏食物。

对于半岁之内的婴儿来说,要先考虑牛奶蛋白过敏。母乳喂养的婴儿可以通过妈妈在饮食中回避相关食物进行饮食排除,配方奶粉喂养的婴儿可以用氨基酸配方粉来排查牛奶蛋白过敏。

牛奶、鸡蛋、小麦、树生坚果、大豆、花生、鱼和甲壳贝类是最容易引起过敏的几种食物。在排查饮食类过敏原时,可以先从它们入手。

在食物过敏方面,遗传因素也要引起重视。如果父母中有一方曾经对海鲜过敏,那么孩子对海鲜过敏的概率要大于那些父母双方未曾对海鲜过敏的孩子。所以,父母吃了会过敏的食物应该成为首先被测试的对象。

日常食品中常含有许多人工添加剂，下面这些添加剂对过敏体质者来说，有可能引起过敏反应。

1. 防腐剂：防止食物腐败，延长食品的保质期，如苯甲酸、苯甲酸盐等，常见于肉干类制品、蜜饯、饮料、海鲜酱类、脱水水果、罐头等。可能引发的过敏症状包括胸闷、哮喘、湿疹。

2. 漂白剂：漂白剂的作用是让食物看起来更可口，如硫酸盐、亚硫酸钠、二氧化硫、过氧化氢，有可能添加于豆干、火腿、烟熏乌贼、干燥果实类零食、葡萄酒、面条等食品中。可能引发的过敏症状包括瘙痒、荨麻疹、哮喘。

3. 人工色素、着色剂：目的是使食品的颜色和外观看起来更美观，常添加于甜点、腌渍物、饮料中。可能引发的过敏症状包括荨麻疹、哮喘、过敏性鼻炎、过敏性结膜炎。

家长在排查食物过敏原时，也别忘了同样常从口入的药物。无论是孩子生病时服用的药物，还是平时增强体质的保健品、中药、中成药等，都有可能会引发过敏反应。

（2）吸入物排查

吸入物排查是针对吸入性过敏原进行排查。所谓吸入性过敏原，是指在空气中飘浮，随着呼吸进入人体的过敏原。吸入性过敏原可能会引起过敏性哮喘以及过敏性鼻炎等。

常见的吸入性过敏原有尘螨、霉菌、花粉、动物皮毛等。如果孩子的过敏症状是出现在花粉和柳絮飘扬的春季，需要重点考虑花粉过敏。如果孩子的过敏多数发生在冬季等雾霾严重的季节，家长可以考虑是雾霾引起的过敏。

（3）皮肤接触物排查

日常生活中，孩子会通过皮肤接触到一些可能引发过敏的东西，这种过敏原主要包括紫外线、辐射、冷空气、热空气、化妆品、洗发水、洗洁精、肥皂、化纤用品、金属饰品、细菌、病毒、寄生虫等。

家长在排查这类过敏原时，要结合实际情况，尽可能地全面排查。

12. 哮喘不发作还需治疗吗?

● 哮喘是一种慢性反复发作性疾病，是需要长期治疗的。

● 哮喘的常见原因就是过敏。遗传及过敏体质，在日常生活中接触或吸入、食入过敏原等，都可以诱发过敏性哮喘。

● 哮喘有发作期和缓解期。

很多患者采用应急方法，在哮喘发作时用以对症治疗，但在缓解期就不管不顾了。实际上，哮喘缓解期依然是有炎症存在的，通过缓解期的治疗，可以达到消除气道内慢性炎症的目的。就算是暂时没有症状，也需要长期进行抗过敏治疗。除了哮喘发作期需要及时看医生之外，在哮喘缓解期也要定期检查。

家长要了解哮喘病的形成、激发因素，知道哮喘病是可以控制的。同时对于大一点的孩子，家长要把病情适当告知孩子，让孩子明白自己的身体状况，以便更好地配合预防和治疗。此外，家长还要懂得哮喘病的前驱症状，一旦孩子发病要给孩子及时用药。当孩子出现其他不适时，应及时请医生检查。

13. 过敏高发季节怎么带孩子出门?

每到春天,就会有很多孩子过敏,这些过敏主要是由于春季的花粉、杨絮等引发的。在过敏高发季节,对于过敏体质的孩子来说,要尽量少出门,尤其是少去公园、野外等柳絮、花粉比较多的地方,减少与过敏原直接接触。

如果不得不出门,就要做好防护措施:

● 尽量避开清晨、傍晚或阵雨之后的时间段。

● 出门之前给孩子戴上口罩,穿好长袖、长裤,尽量远离花丛、树丛。

● 如果孩子患有过敏性结膜炎,或者有过敏性结膜炎病史,可以戴上防护墨镜。

● 开车外出要及时关好车窗,以免花粉、柳絮等飘进车里,引发孩子不适。

● 回家后让孩子及时认真洗脸和洗手,更换衣服,尽量清除身上可能携带的花粉及气味。

● 在阳光强烈的时候出门,必须做好紫外线防护措施,可以打遮阳伞、戴遮阳帽等,尽量减少皮肤裸露的面积。

14. 创造无烟环境有哪些方法?

吸烟有害健康我们都知道,而二手烟的危害也是很大的。尤其是对于孩子来说,二手烟会伤害孩子的呼吸系统。有研究发现,香烟可使婴儿血液中与过敏有关的 IgE 抗体水平上升。孩子如果长期处在吸烟的环境中,呼吸道黏膜的防御能力、整个呼吸系统的防护能力以及身体免疫力都可能会受到一定程度的损害,长大后食物过敏的风险可能远远高于同龄人。

无论孩子是否过敏,为了孩子的健康成长,都要为孩子努力创造一个无烟环境:

● 家长要充分认识到二手烟对孩子的危害，爱抽烟的家长要尽量自觉地戒烟。

● 如果家长的烟瘾比较大，没有足够的毅力去戒烟，就尽量不要在孩子面前吸烟，至少给孩子创造一个无烟的室内环境。

● 如果家里有爱吸烟的客人来访，也不要让他们在室内随意吸烟。可以带他们到室外吸烟。

● 抽过烟后，应脱掉抽烟时穿的衣服、鞋子，然后洗干净自己的脸和手，再去抱孩子。

● 房间里多摆放一些绿色植物，如吊兰、绿萝、芦荟等，在一定程度上可以净化空气。

● 带孩子出去游玩时，最好选择明令禁烟的场所。如果没有明令禁烟的地方，就选择无烟区或者通风较好的区域，尽量避开二手烟。

15. 怎样应对季节性过敏？

季节性过敏往往会引发严重而频繁的咳嗽。对于季节性过敏来说，有针对性的预防和回避很重要。每个季节的特点不同，所以每个季节的预防重点也不同。提前预防季节性过敏，可以减少孩子的过敏性咳嗽。

（1）春天重点预防花粉过敏

春天是百花齐放的时候，也是花粉过敏的高发季节。花粉是引起过敏的常见因素。通常，能引起过敏的花都具有花粉量大、花粉小而轻（能随风飘散）、广泛生长等特点。生活中常见的可引起人体过敏的花主要为风媒花，如杨树、杉树、柳树、银杏等植物的花粉。花粉过敏会引发过敏性鼻炎、过

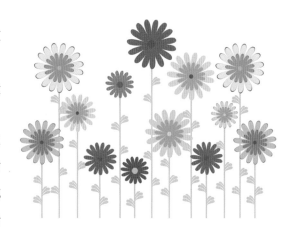

敏性哮喘、过敏性结膜炎和过敏性皮炎等症状。

对于花粉过敏，就要尽量避免和花粉的接触。

● 花粉季节少出门或者尽量不出门。花粉一般都是季节性的，只有很少的花粉四季都有。如果能检测出来到底是对哪种花粉过敏，就可以查询这种花粉的高发季节，在此高发季节少出门，即便出门也要做好防护，比如戴好口罩、穿好长衣长裤等。

● 在室内安装空气净化器，花粉季节少开窗或者不开窗，也可以有效清除室内的花粉。

● 在花粉高发期关好窗户。坐车的时候也要关好车窗。

● 在室外晾晒衣服容易沾染花粉，所以在致敏花粉期，孩子的衣物应尽可能在屋内烘干。

（2）夏天多注意蚊虫叮咬导致的过敏

夏天蚊虫比较多，天气炎热，皮肤常裸露在外，被蚊虫叮咬是常有的事。对于蚊虫叮咬过敏的孩子来说，皮肤被蚊虫叮咬后，会刺激免疫系统释放炎性物质，引起丘疹、红色斑疹、荨麻疹等过敏性皮炎，部分人的皮肤表面还会出现小水疱、肿胀、红肿瘙痒持续好几天，家长一定要引起重视。

预防孩子被蚊虫叮咬引发过敏，最好的方法就是避开蚊虫，防止孩子被蚊虫叮咬，尽量减少与蚊虫接触的机会。家长可以从以下几个方面做起：

● 少让孩子到草地、花园中玩：花园和草地中的蚊虫较多，应让孩子少去。如果一定要去，要穿长衣长裤，并在外衣外裤上喷洒驱蚊液、花露水，回家后也要记得及时洗手、洗澡、更换衣物。

● 巧用"气味"驱虫：蚊虫偏爱甜腻的味道，讨厌花露水、精油、橘子皮、丁香、薄荷等气味，家长可以用气味来辅助驱虫。可以在房间悬挂装有干柠檬或干橘子皮的透气袋，在孩子的洗澡水中加入少量精油，或者在院子里摆放一些有驱蚊效果的盆栽。

● 房间定期杀虫：老房子容易滋生蚊虫，需要定期杀虫。可以在休息日给房间每个角落洒上杀虫剂，然后关好门窗出去外面，几个小时后回来打开门窗通气，清扫干净。这样的定期杀虫会让房间内的蚊虫少很多。

● 经常清洗、晾晒家居用品：地毯、席子、被子、床褥等容易藏虫子的家居用品应定期清理。

● 让孩子摄取适量 B 族维生素：B 族维生素经人体消化后，会在人体表皮产生一种蚊虫害怕的气味，从而可以预防蚊虫叮咬。因此，过敏体质的孩子要多吃一些富含 B 族维生素的食物，如谷物、动物肝脏等。

如果孩子不慎被蚊虫叮咬而引发过敏反应，下面这些处理方法或许可以帮到你：

● 孩子被蚊虫叮咬后，可以用苏打水或碱性肥皂水清洗局部，可有效预防红肿和瘙痒。不要给孩子直接涂抹风油精、清凉油等，以免刺激孩子脆弱的皮肤。

● 孩子被蚊虫叮咬后难免瘙痒难耐，别让孩子过度抓挠。实在太痒了可以用炉甘石洗剂止痒，或者用冰袋冷敷一下被咬的部位，以减轻不适。

● 不要让孩子的皮肤长时间处于湿、热的环境中。如果实在痒得厉害，可在医生的指导下使用药物。

（3）秋季干燥，做好保湿

秋季是特别干燥的季节。有研究表明，人的皮肤越干燥，越容易产生过敏反应。因此，尤其是对于那些皮肤比较脆弱、容易发生过敏的孩子来说，秋季一定要做好保湿，防止皮肤过敏。

加湿器能增加房间的空气湿度。在秋冬季节，使用加湿器来提高室内的空气湿度，保持空气湿润，能有效避免干燥。特别是在开了空调或暖气的情况下，更需要增加空气湿度。

日常使用加湿器有一些注意事项：

● 为保证空气清洁，加湿器尽量用纯净水。自来水容易造成加湿器的堵塞。

● 隔天使用加湿器一定要换水。

● 定期清洗加湿器，以防滋生细菌。

● 加湿器里面只要加纯净水就够了，不要随便加东西进去。

● 建议每隔 2 小时停一段时间，并让室内空气流通，不要全天不间断地使用加湿器。

另外，秋季天气干燥，需要给孩子选用保湿效果好的护肤品，应让孩子多喝水，以弥补外界环境干燥所造成的水分流失，尽可能减少皮肤干燥、过敏的可能。

在日常饮食中，也要多摄取一些水分足、能够润肺保湿的食物，如黄瓜、西蓝花、莴苣、银耳等，可以由内而外地增强肌肤的抵抗力，减少过敏。

（4）冬季预防冷空气引发鼻过敏

冷空气是冬季引发过敏的重要因素之一。在寒冷的冬季，遇到冷空气时稍不注意，就容易引发过敏性鼻炎。

冬天的空气往往又干又冷，尤其是北方地区，冷空气过敏性鼻炎常在冬季发作。冷空气所引发的过敏性鼻炎主要是指鼻黏膜受到冷空气的刺激之后所引起的一种过敏反应。过敏性鼻炎发作的时候，症状一般都比较重，皮肤斑块表面有细碎糠状鳞屑，甚至会出现轻度肿胀，奇痒难忍。有的孩子会表现为打喷嚏、流眼泪、眼睛发红、呼吸道发痒等过敏性鼻炎症状，严重的还会发生过敏性哮喘、湿疹、荨麻疹等。

因此，进入冬季以后，家长要格外重视这个问题。

● 减少冷空气进入鼻腔，外出时多加件衣服、戴上口罩，都是好方法。

● 让孩子多进行体育锻炼。科学、合理、规律的体育锻炼可以增强体质，减少过敏。

● 给孩子用盐水洗鼻。盐水洗鼻能给鼻腔一个干净舒爽的环境，恢复鼻纤毛的功能，恢复健康状况，对鼻炎有较好的辅助治疗作用。

16. 如何判断孩子有过敏性鼻炎?

过敏性鼻炎有比较明显的四大症状：突然发作的打喷嚏、流清水涕、鼻子塞、鼻子痒。

另外，虽然过敏性鼻炎发病的主要部位是鼻子，但是鼻子的过敏症状往往会扩大影响到比邻相通的眼睛、咽喉、耳朵。所以，过敏性鼻炎的孩子经常会合并出现下列症状：

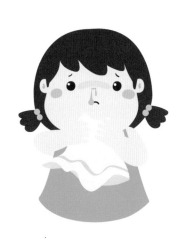

● 眼睛：频繁揉眼睛，黑眼圈；

● 鼻咽喉：咽痒、清嗓子、睡觉张嘴呼吸；

● 耳朵：耳朵痒，喜欢挖耳孔。

如果家长发现孩子有上面的情况发生，就一定要引起重视，带孩子到医院由耳鼻喉科专科医生进行检查，必要时可以通过皮肤点刺试验或血清特异性IgE检测来综合诊断治疗，否则将来可能引起更多麻烦的并发症，比如腺样体肥大、慢性鼻窦炎、中耳炎、结膜炎等，更严重的会发展为支气管哮喘。

17. 家里有过敏的孩子，怎么改善居家环境？

● 保持室内环境干燥、清洁，定期打扫，经常开窗通风，保持空气流通、清新。

● 定期洗晒床单、被套、玩具，尽量减少地毯、窗帘等物品，以减少粉尘，避免螨虫的滋生。

● 花粉味道浓郁的植物，以及刺激性气体如香烟、空气清新剂、杀虫剂等，都有可能会刺激孩子的呼吸道，引发或加重过敏反应，家长要注意避免。

● 动物的毛屑和代谢产物会增加孩子过敏的可能性，建议家里不要饲养宠物。

● 在夏天，风扇、空调不要开得风力太大或温度太低，风口不要对着孩子的头面部，并注意适当打开窗户，保持空气流通，减少过敏的发生。

● 安装空气净化器可以有效净化室内环境，减少粉尘、花粉等过敏影响。

18. 晚上睡觉的时候怎么缓解咳嗽的困扰？

有时候孩子咳嗽了，白天还好，晚上睡觉的时候一躺下就咳个不停，连觉都睡不安稳。

这时可以将孩子的上半身抬高，咳嗽症状就会有所缓解。因为平躺的时候，孩子鼻腔内的分泌物很容易流到喉咙下面，引起喉咙瘙痒，而抬高上半身可以有效减少分泌物向后引流。上半身垫高后要经常帮孩子调换睡姿，最好是左右侧轮换着睡，有利于呼吸道分泌物的排出。上半身抬高对大部分由感染引起的咳嗽都是有帮助的。

如果是婴儿咳嗽了，喂奶后不要马上让孩子躺下睡觉，以防止咳嗽引起吐奶和误吸。如果出现误吸呛咳时，应立即采取头低脚高位，轻拍背部，鼓励孩子咳嗽，通过咳嗽将吸入物咳出。把孩子睡觉的地方将头部、颈部、背部从高到低同时垫高，形成一个从头到背的斜坡，倾斜度为20°～30°为宜。

19. 如何给孩子拍痰？

有的孩子不会通过咳嗽来排痰，尤其是对于婴幼儿来说，即使通过咳嗽已经把痰液咳出来了，也会再吞下去。因此，如果孩子因为喉咙有痰而咳嗽，父母可轻拍孩子背部，通过空气及手掌的震动力，使积痰松动而被排出。

（1）拍痰的姿势

给孩子拍痰并不是轻轻拍背那么简单。正确的拍痰姿势有以下几种：

● 姿势一：让孩子趴在妈妈的腿上（必要时腹部可以垫上枕头作为支托），以头低臀高的姿势，呈15°～20°的倾斜，并将孩子的头侧向一边。妈妈一手准备拍痰，一手托住孩子的颈胸部。

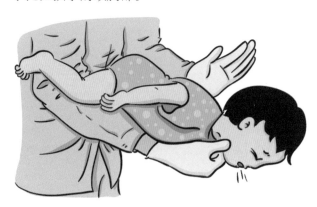

● 姿势二：让孩子趴在床上，腹部可以垫上枕头作为支托，呈头低臀高的姿势，并将头侧向一边。

（2）拍痰的动作

● 固定好姿势后，妈妈就可以给孩子拍痰了。

● 妈妈将手指自然并拢，手掌弓成杯状，掌面向下，用空掌轻轻拍孩子的背部。拍的方向由下往上，由两侧往中间。如果一拍到某个部位孩子就咳嗽，说明孩子的痰液就积在此处，应重点拍。

● 叩拍是温柔轻巧的施力，利用了手腕关节自然活动弯曲的力量，有节奏地叩击，避免太轻或过重，叩拍的声音为空心音而非实质音。如果操作正确，叩拍是无痛性的。

● 叩拍时要注意避免用力拍击孩子的胸骨、心脏、脊椎、肋骨下缘及腰部以下，也不要叩拍于引流管或缝合线上。

（3）拍痰的注意事项

● 尽管拍痰效果比较好，但是在具体操作的时候，父母仍然应小心谨慎，以免对孩子造成不必要的伤害。

● 拍痰的时间可以安排在餐前1小时或餐后1小时，婴儿可以在喝奶前1小时或喝奶后2小时，以免发生呕吐造成吸入性肺炎。

● 每次拍击时间不要太长，以10分钟（两侧各叩拍约 5 分钟）为宜，一天可以叩拍4次左右，以孩子舒适为宜。如果孩子反抗，应停止拍痰。

● 拍痰时，让孩子的头侧向一边，随时注意孩子有无呼吸困难、面色苍白、口唇发绀、呕吐或其他不适。如果孩子有任何不适，都应立即停止拍痰，并且帮孩子清除口鼻的分泌物。

● 拍痰时，如果有鼻涕、痰液等口鼻的分泌物排出，应立即擦干净，以免阻塞呼吸道。

20. 在家里使用加湿器要注意什么？

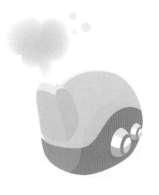

秋冬季节天气干燥，尤其是冬天室内开着空调或暖气等取暖设施的时候，家里的空气会变得很干燥。正确使用空气加湿器可以提高家里的空气湿度，对孩子的咳嗽有缓解作用。

使用加湿器时，每隔2小时左右要停用一段时间，并及时打开门窗让室内空气流通，不要整天不间断地使用加湿器。

使用加湿器的时候，室内湿度最好保持在50%左右，不能太高，也不能太低。如果空气湿度大于65%，反而更容易诱发咳嗽、哮喘等呼吸道疾病。

加湿器要每天换水、定期消毒，否则有可能会滋生霉菌，散布到空气中会侵入孩子娇弱的呼吸道，影响孩子的健康。

加湿器最好使用纯净水。自来水中含有钙和镁，使用在加湿器里会产生白色粉末，污染房间里的空气。另外，无论是醋、板蓝根、精油、香水、杀菌剂还是花露水等，都不建议放在加湿器里使用。药物或精油等服用或使用在皮肤上没有副作用，但如果被吸入肺部，就容易诱发鼻炎或哮喘。